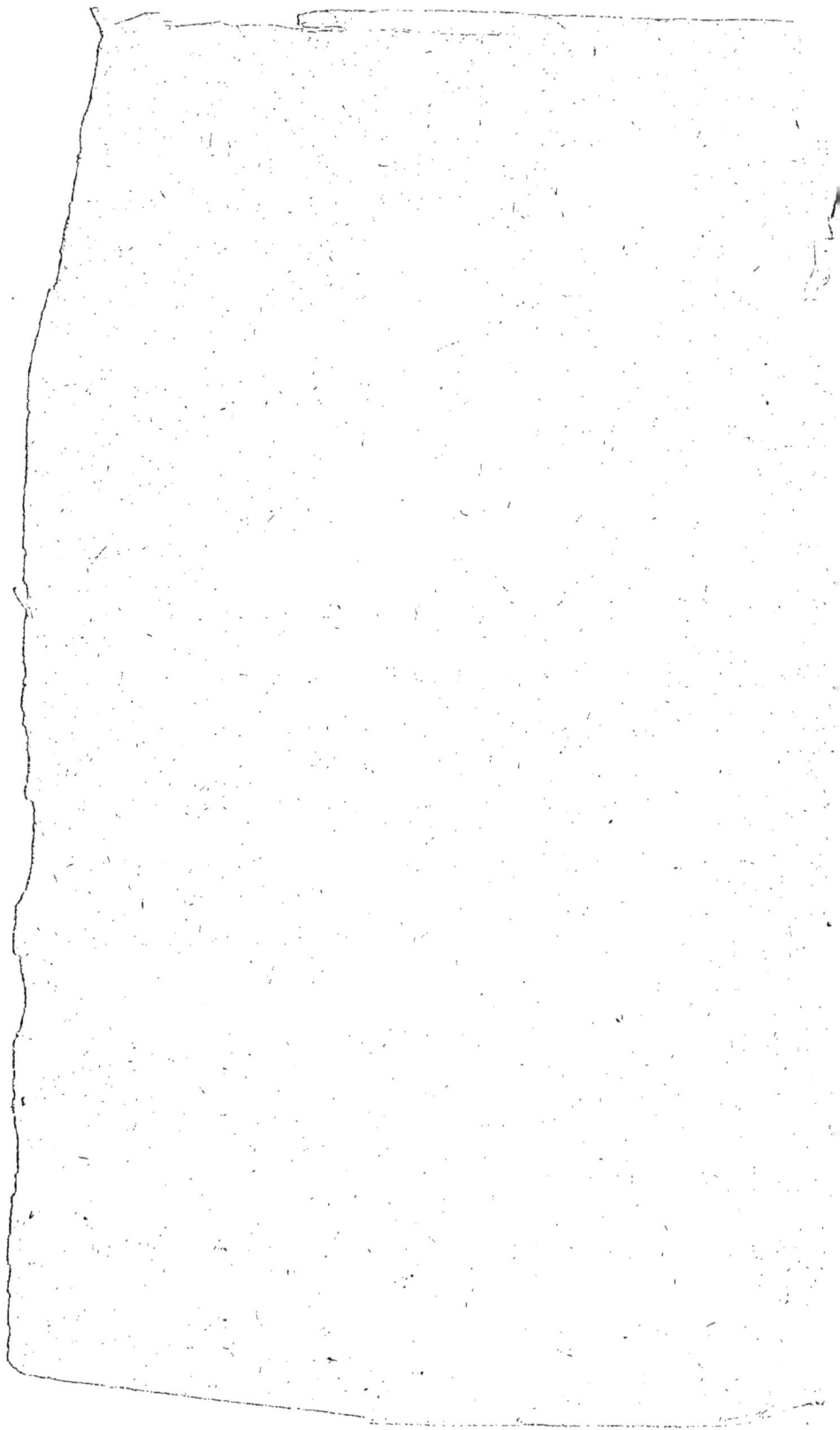

L'ARCHIATRIE ROMAINE

OU

LA MÉDECINE OFFICIELLE

DANS L'EMPIRE ROMAIN

Suite de l'Histoire de la Profession médicale

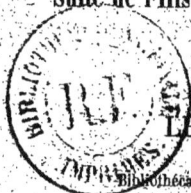

PAR

LE Dr RENÉ BRIAU

Bibliothécaire de l'Académie de médecine.

PARIS

G. MASSON, ÉDITEUR

LIBRAIRIE DE L'ACADÉMIE DE MÉDECINE

BOULEVARD SAINT-GERMAIN

1877

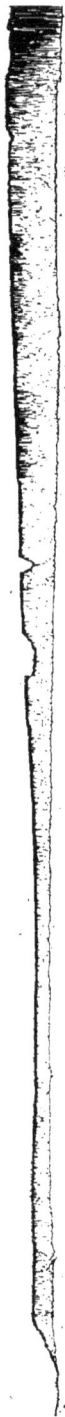

L'ARCHIATRIE ROMAINE

173
89

ANGERS, IMP. P. LACHÈSE, BELLEUVRE ET DOLBEAU.

L'ARCHIATRIE ROMAINE

OU

LA MÉDECINE OFFICIELLE

DANS L'EMPIRE ROMAIN

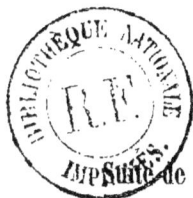

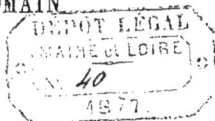

Suite de l'Histoire de la Profession médicale

PAR

LE Dr RENÉ BRIAU

Bibliothécaire de l'Académie de médecine.

PARIS

G. MASSON, ÉDITEUR

LIBRAIRIE DE L'ACADÉMIE DE MÉDECINE

BOULEVARD SAINT-GERMAIN

1877

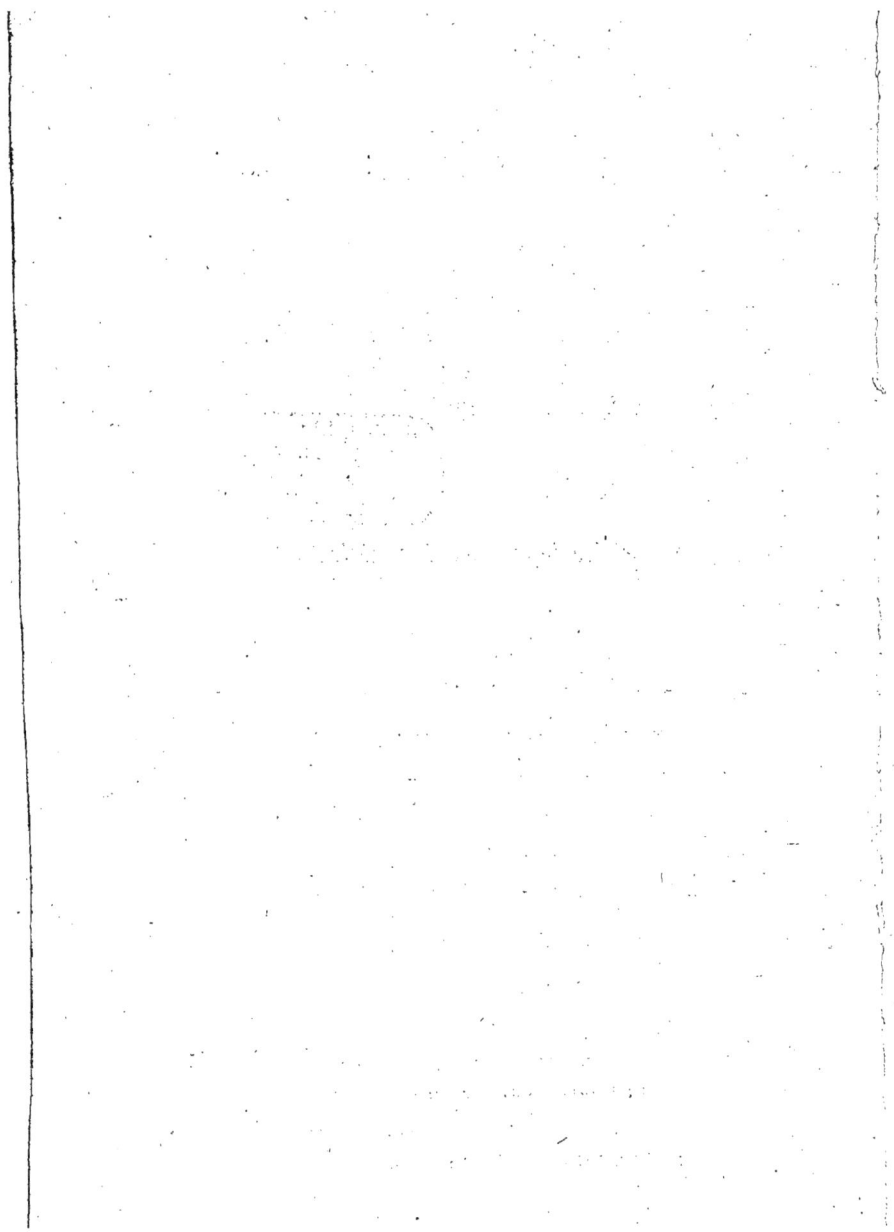

L'ARCHIATRIE ROMAINE

ou

LA MÉDECINE OFFICIELLE A ROME

CHAPITRE PREMIER.

DE L'ARCHIATRIE EN GÉNÉRAL.

Pendant toute la durée de la république Romaine,
c'est-à-dire jusqu'à la dictature de Jules César, il n'y
eut à Rome aucune institution médicale publique, aucun
médecin fonctionnaire quelconque, en relation de
dépendance, de simple protection ou d'attributions offi-
cielles de n'importe quel genre, avec le gouvernement
de l'État ou avec l'administration générale ou locale.
La médecine pratique avait toujours eu jusque-là un
caractère essentiellement privé. Le médecin, d'ailleurs
esclave, affranchi ou étranger et à peu près toujours
Grec de naissance, se trouvait placé sous l'empire du
droit rigoureux et oppressif qui régissait ces trois conditions, et en outre sous le poids de la déconsidération
et du mépris qui s'attachait à ces divers états et, en

R. BRIAU.   1

général, à toute personne qui ne jouissait pas du droit
de cité.

Aussi dans cette longue période historique, l'importance sociale de la profession médicale et les rapports
nombreux et indispensables par lesquels elle doit nécessairement s'imposer tôt ou tard à l'administration de
l'État, dans toute société policée, furent absolument
méconnus ou négligés par le peuple romain. Les causes
de ce délaissement de la médecine publique dans les
six premiers siècles de l'histoire romaine sont faciles à
comprendre, mais le sujet que nous traitons ne com-
porte point leur étude. Pour les saisir d'un coup d'œil,
le lecteur n'a qu'à considérer, d'une part, quelle était la
condition misérable des médecins, et d'autre part,
quels étaient les tendances, les préoccupations et le
caractère général de la nation.

Il n'existait donc alors à Rome et dans les pays régis par
ses lois, rien qui, de près ou de loin, pût se rapporter
à ce que nous appelons aujourd'hui la médecine
sociale, c'est-à-dire la police médicale, l'hygiène publique, les institutions sanitaires et même, dans la
rigueur du mot, la médecine légale. Le rôle du médecin était très-circonscrit et le champ de son intervention
extrêmement limité. On peut affirmer en toute assurance
que le praticien était abandonné à lui-même, à sa propre
spontanéité, à son entière initiative individuelle, sous
le bénéfice du droit commun ; et que son activité était
uniquement dépensée dans ses rapports de particulier
à particulier, de médecin à client, sans que l'État s'oc-
cupât aucunement de lui en tant que médecin. Il en
résultait que cette activité ne pouvait avoir d'autre but

que le lucre. Les médecins ne s'occupaient aucunement
du perfectionnement de la science ni de la dignité de
l'art, ce qui était, à côté de leur condition d'étrangers,
d'affranchis ou d'esclaves, une autre cause de déconsidération qui pesait sur eux.

Nous venons de dire qu'il n'exista sous la république
aucune institution de médecine sociale. Il ne faudrait
pas en conclure que nous voulions méconnaître l'importance de certaines mesures d'hygiène qui furent
prises à différentes époques, ni que nous ayons l'inten-
tion de nier que l'on trouve dans la législation Romaine
des rudiments de médecine légale. Nous entendons seulement que les médecins furent tenus en dehors de ces
mesures et que leur science n'inspira point les législa-
teurs. Il est évident en effet que tout ce qui fut établi
à cet égard, fut dicté par le simple bon sens aidé de
l'observation et de l'expérience, ou fut emprunté aux
usages importés par suite des communications avec
d'autres pays circonvoisins et principalement avec la
grande Grèce où la médecine était très-florissante dès
l'époque des rois de Rome.

Ainsi, les vallées qui séparent les principales collines
de la ville étaient le déversoir naturel des eaux et for-
maient conséquemment de vastes marécages malfaisants
et inhabitables. Leur insalubrité manifeste, jointe au
besoin d'agrandissement, rendit nécessaire la construction de ce gigantesque et magnifique conduit souterrain
que l'on appela la *Cloaca maxima*, auquel vinrent successivement se joindre tous les égouts de la ville. Mais
nulle part il n'est fait mention de l'intervention de la
science médicale dans l'établissement de ces vastes et

utiles monuments d'hygiène publique. On sait seulement que les rois qui en eurent la pensée et qui en assurèrent l'exécution, venaient d'Étrurie et avaient des rapports avec la Grèce dont beaucoup de villes étaient déjà munies de constructions semblables.

De même, la loi des Douze Tables défend d'enterrer ou de brûler les morts dans l'intérieur de la ville (1). Voilà encore une règle d'hygiène probablement importée de pays étrangers, et en tous cas dictée par le simple bon sens et assurément sans aucune intervention médicale. Plus tard, la loi d'institution des édiles chargea ces magistrats du soin de la propreté des rues, des effets des pluies, de la distribution des eaux, de l'élévation et de la forme des bâtiments, et en un mot de tout ce qui concerne ce que nous appelons aujourd'hui la police urbaine et médicale. Mais il n'est dit nulle part que les édiles fussent assistés dans les soins de leur magistrature par des médecins dont ils dussent prendre les conseils. Au contraire, tout ce que nous savons de la situation de ces derniers dans la ville à ces époques, est de nature à nous assurer qu'ils n'étaient jamais consultés à ce sujet.

Il en était de même pour les rudiments de médecine légale que l'on remarque dans la législation. Ainsi une loi très-ancienne, appelée *Lex regia*, et attribuée à Numa, prescrivait d'ouvrir le corps d'une femme morte en état de grossesse pour en retirer l'enfant vivant (2).

---

(1) « Hemonem mortuom endo urbed nei sepelitod neine uritod. » Hominem mortuum in urbe ne sepelito neve urito. *Tab.* X, lex 3.

(2) « Negat lex regia mulierem quæ prægnans mortua sit, humari antequam partus ei excidatur; qui contrafecerit spem animantis cum gravida peremisse videtur. » *Dig.*, lib. XI, tit. vIII, 2.

Mais cette prescription ne pouvait s'adresser aux médecins, car pour avoir la chance d'un résultat efficace, il
est indispensable que l'ouverture du ventre et l'extrac-
tion de l'enfant soient faites le plus promptement possible
après la mort de la femme et avant que son corps soit
refroidi. Par conséquent, la disposition de la loi était
imposée à toute personne présente au moment de la
mort. Pour le rappeler en passant, ce fut en exécution
de cette loi royale que fut mis au monde le premier
homme de la Gens Julia auquel fut donné, à cause de
cela, le surnom de César. Pline (1) et Festus (2) disent
qu'il en fut de même de Cœson et du premier Scipion
l'Africain. On sait que la loi Romaine déclarait légitime
la naissance dans le mariage d'un enfant avant la fin
du dixième mois de la grossesse. Selon Ovide et Aulu
Gelle, cette fixation remontait à la plus haute antiquité
et s'était établie avant même qu'il y eut une médecine
scientifique (3).

Nous trouvons dans différents textes du *Corpus Juris
Civilis* qu'il est parlé des venins, des poisons, des maladies simulées. La loi Aquilia distingue les blessures
suivant qu'elles sont absolument ou relativement mor-
telles ; et la loi sur l'interdiction distingue les déments
des fous furieux. Mais si Suétone rapporte (4) que le
médecin Antistius visita les blessures reçues par Jules
César et déclara qu'une seule était mortelle ; si, d'autre

---

(1) *Hist. nat.*, lib. VII, cap. VII. — « Auspicatius enecta parente gignun-
tur, sicut Scipio Africanus prior natus, primus que Cæsarum a cæso
matris utero dictus ; qua de causa et Cæsones appellati. »
(2) « Ad verbum cæso. » — Voyez aussi *Dig.*, lib. XXVIII, tit. II, 12.
(3) Ovid., *Fast.*, lib. I, v. 34. — Aulus Gellius, lib. III, cap. XVI.
(4) *Jul. Cæs.*, 82.

part, il est prescrit dans certains cas aux magistrats de
consulter les savants, ce ne fut qu'après l'émancipation
complète des médecins par le décret de César que ces faits
se produisirent ; et plus on avance dans l'histoire de la
législation romaine, plus on voit l'influence du médecin
se faire sentir. Mais dans toutes les lois qui précédèrent
ce décret si fécond en résultats, on ne voit jamais figurer
les médecins.

Nous devons dire toutefois qu'il n'en fut pas de même
des sages-femmes dont l'emploi fut très-grand à Rome
avant l'Empire. La loi Cornelia qui punit l'avortement (1)
et les différents textes législatifs où l'on indique les cas
dans lesquels il était ordonné de placer *des gardiens au
ventre : ventri custodes dare* (2), *ventrem custodire* (3),
sont unanimes pour désigner les sages-femmes comme
jouant un grand rôle dans les questions de gynécologie.
C'est à elles que la loi confie le soin de visiter le ventre
lorsqu'il s'agit de constater ou de vérifier une grossesse.
Elles doivent être tantôt au nombre de trois (4), tantôt
au nombre de cinq (5) et émettre leur opinion de telle
sorte que ce qui aura été décidé par la majorité d'entre
elles devra être tenu pour vrai. Ces interventions

(1) J. Paul., *Recept. sentent.*, lib. V, tit. XXIII, § 14. — « Qui abor-
tionis aut amatorium poculum dant..... »

(2) J. Paul., *Recept. sentent.*, lib. II, tit. XXIV, § 5 et 6.

(3) *Digest.*, lib. XXV, tit. IV. — « De inspiciendo ventre custodiendo
que partu. — Mittant, si velint, qui ventrem custodiant. »

(4) *Digest.*, lib. XXV, tit. IV. — « Ibi tres obstetrices probatæ et
artis et fidei... eam inspiciant. »

(5) J. Paul., *Recept. sentent.*, lib. II, tit. XXIV, 5 et 6. — « Venter
inspicitur per quinque obstetrices; et quod maxima pars earum
denuntiaverit, pro vero habetur. » — Ulpien dit aussi : « Quoties
de præguatione dubitatur, quinque obstetrices, id est medicæ, ventrem jubentur aspicere. »

légales des sages-femmes, si fréquentes dans les questions les plus délicates, prouvent encore que les lois, d'accord en cela avec les mœurs, s'en rapportaient davantage à l'expérience qu'à la science, c'est-à-dire plus aux accoucheuses qu'aux médecins.

Il n'y a véritablement aucun texte de loi qui vise directement le médecin en vue de sa profession, avant l'empire. Le jurisconsulte J. Paul rapporte, d'après une ancienne loi, un article où il est dit que si un médicament qui a été administré à un homme comme un remède pour le sauver, lui a cependant donné la mort, celui qu'il l'aura donné, s'il est d'un rang élevé, *honestior*, sera déporté dans une île, et s'il est de bas rang, *humilior*, sera mis à mort (1). Ces expressions, *honestior* et *humilior*, d'ailleurs si souvent employées dans le droit romain, indiquent évidemment que cette loi ne s'adresse pas plus aux médecins qu'à tous autres individus ; c'était le droit commun, et tous pouvaient à l'occasion faire acte de médecins. Il en est de même de plusieurs autres articles de loi qui rendent les médecins et les sages-femmes responsables des conséquences de leur impéritie ou de leur négligence (2). Ce n'était point là une prescription spéciale aux médecins de profession ; elle frappait quiconque faisait acte de médecin. C'était encore le droit commun, car il suffisait de se dire médecin pour être cru sur parole.

(1) J. Paul., *Recept. sentent.*, lib. V, tit. XXIII, § 19. — « Si ex eo medicamine quod ad salutem hominis vel ad remedium datum erat, homo perierit, is qui dederit, si honestior fuerit, in insulam relegatur, humilior autem capite punitur. »

(2) *Dig.*, lib. I, tit. XVIII, 6 § 7. — *Ibid.*, lib. IX, tit. II, 7 § 6, 7 et 8. — *Instit. Justinian.*, lib. IV, tit. III, § 6 et 7.

Le jugement des accusations pour impuissance virile n'exigeait point l'intervention des médecins. La loi confiait au temps, par un délai de deux ans, puis plus tard de trois ans, accordé au mari, le soin de résoudre cette question de fait difficile et importante (1).

Sans vouloir augmenter outre mesure cette énumération déjà longue, nous dirons que ce qui frappe surtout lorsque l'on cherche à connaître les cas déjà nombreux de médecine légale et de police médicale qui se présentent dans la législation romaine, c'est l'absence à peu près complète de l'intervention du médecin là où le simple bon sens indique qu'il est compétent et qu'il devrait être appelé à éclairer la justice et l'administration. Il est hors de doute qu'il en eût été autrement, s'il y avait eu pendant cette longue période de la république des médecins jouissant des droits de cité.

En présence de ces faits, il devient évident que l'exercice de la médecine resta ainsi abandonné obscurément à l'individualisme, sans attirer aucune attention du monde officiel ou administratif, tant que le gouvernement de la république put ou crut pouvoir se passer de ses services. Mais il arriva un moment où le développement de ses conquêtes attirant dans la ville éternelle la puissance et les richesses du monde alors connu, le centre de la civilisation ancienne en fut déplacé et celle-ci fut désormais fixée à Rome. C'est alors que des besoins nouveaux et des nécessités sociales impérieuses inspirèrent à Jules César le décret qui accorda aux médecins le droit de cité. Les termes et les motifs de ce décret

(1) *Novella*, XXII, cap. VI.

sont également remarquables. Suétone (1) les exprime
ainsi : « Il accorda le droit de cité à tous les médecins
qui pratiquaient à Rome, ainsi qu'à ceux qui ensei-
gnaient les arts libéraux, afin que cette faveur augmen-
tât leur empressement à s'y fixer et en attirât d'autres. »

En effet, à partir de ce moment, tout se transforma
dans la vie médicale à Rome. Cet avantage immense de
posséder le titre et les droits de citoyen romain qui
changeait absolument, et du tout au tout, leur condition en la rehaussant de toutes manières, fut telle-
ment apprécié par les médecins, qu'à partir de ce
moment, leur nombre augmenta considérablement
dans la ville; et que plusieurs de ceux qui s'y fixèrent,
devinrent aussi célèbres par leur habileté, leur science
et leurs écrits, qu'illustres par leurs liaisons d'amitié
avec les plus grands personnages de l'État (2).

Pour bien comprendre l'importance que les médecins attachaient à la possession du droit de cité, il faut
voir avec quelle ardeur ils cherchaient à l'obtenir lorsqu'ils n'habitaient pas la ville de Rome.

Nous avons, en effet, de nombreux témoignages du
désir très-vif que manifestaient les médecins des pro-

---

(1) *Jul. Cæsar*, 42. — « Omnes que medicinam Romæ professos,
et liberalium artium doctores, quo libentius et ipsi urbem incole-
rent, et cæteri appeterent, civitate donavit. » — Il faut remarquer ici,
pour n'avoir pas besoin d'y revenir, que dans tous les textes de la
législation romaine les médecins ne sont jamais séparés des professeurs d'arts libéraux et que leur condition reste toujours identique
ou à peu près.

(2) Nous n'avons point à rechercher ici dans quelle mesure fut
accordée cette faveur du droit de cité, et si elle fut complète ou
limitée ; car on sait que ce droit avait des degrés et que la cité
latine, par exemple, n'était point équivalente au droit des Quirites.

vinces de posséder le droit de cité romaine et de l'empressement avec lequel ils sollicitaient ce privilége si ambitionné. Parmi ces témoignages, nous devons mettre sous les yeux du lecteur une inscription funéraire qui est loin sans doute de présenter tous les caractères d'authenticité désirables, mais qui cependant ne peut pas avoir été inventée de toutes pièces. Sous le bénéfice de ces réserves et en avouant qu'elle a probablement été interpolée, nous la reproduisons comme une démonstration de cette ardente recherche du droit de cité par les médecins de province, et de l'empressement qu'ils mettaient à s'en glorifier quand ils l'avaient obtenu.

N° 1.

C. CALPVRNIVS ASCLEPIADES
PRVSA AD OLYMPVM MEDICVS
PARENTIBVS ET SIBI ET FRATRIB
CIVITATES VII A DIVO TRAIANO
IMPETRAVIT
NATVS III NONAS MARTIAS
DOMITIANO XIII COS
EODEM DIE QVO ET VXOR EIVS
VERONIA CHELIDON
CVM QVA VIXIT ANN LI
STVDIORVM ET MORVM CAVSA
PROBATVS A VIRIS CLARISS
ADSEDIT MAGISTRATIBVS POP R
ITA VT IN ALIIS ET IN PROV ASIA
CVSTODIAR...... IN VRNA
IVDICVM
VIXIT ANN LXX

Reinesius, p. 608, 4; — apud Arignanum, in eccl. S. S. Abundi et Abundantii, e schedis Piccartii. — Orelli, 3,039.

C'est-à-dire :

Caius Calpurnius Asclepiades, médecin de Pruse près de l'olympe, obtint du divin Trajan sept fois le droit de cité, pour ses parents, pour lui et pour ses frères. Il naquit le trois des nones de Mars, sous le treizième consulat de Domitien (1), le même jour que sa femme Veronia Chelidonia, avec laquelle il a vécu cinquante et un ans. Il eut l'approbation des hommes les plus illustres à cause de sa science et de ses bonnes mœurs. Il fut assesseur des magistrats du peuple Romain..... Il vécut soixante-dix ans.

Nous ne voulons retenir de cette inscription que la mention remarquable qu'elle présente d'une faveur très-grande obtenue de l'empereur Trajan par Asclepiades, savoir, que ce médecin reçut de la libéralité de ce prince le droit de cité pour son père et sa mère, pour lui-même et pour ses quatre frères ou sœurs. Il faut certainement que les désirs de cet Asclepiades aient été appuyés par de chaudes et puissantes recommandations, ou bien qu'il ait rendu de notables services à de grands personnages, car les empereurs n'accordaient pas facilement le droit de cité, ainsi que Trajan lui-même nous l'apprend dans sa correspondance avec Pline (2). Toutefois ce même Pline nous apprend que lui-même obtint aussi une faveur semblable et dans des conditions analogues. Il demanda (3) le droit de cité pour Harpocras, son iatralipte ou frictionneur, et aussi pour son médecin Posthumius Marinus, ainsi que pour les parents de celui-ci au nombre de quatre. L'identité des circonstances et la similitude des personnages nous induit à penser que notre inscription rapporte un fait vrai ou du moins absolument vraisemblable, bien que sa teneur soit singulière et sa légitimité très-contes-

(1) Ann. post Christ. 88.
(2) Plinii, *Epist.*, lib. X, epist. XXIII.
(3) Id., *ibid.*, epist. IV, V, VI, XXII.

table. Du reste ce médecin n'est connu que par ce seul
document ; et il faut remarquer qu'il est originaire de
la même ville que le célèbre Asclépiade, chef d'école et
contemporain de Pompée et de César. Cette coïncidence
a fait penser à Reinesius et à Spon, qu'il pourrait bien
avoir été un des descendants de ce dernier. Mais c'est
là une hypothèse qui ne s'appuie sur rien et qui ne
présente même guère de vraisemblance.

Plusieurs de ceux qui ont reproduit cette inscription
ont traduit littéralement *septem civitates* par *sept villes*.
C'est là une erreur évidente et nous n'avons pas besoin
d'y insister. *Dare civitatem* est une expression assez
fréquente dans les livres de législation pour qu'il ne
puisse y avoir aucun doute sur sa signification : Donner
le droit de cité.

Le bénéfice du décret de Jules César fut le premier
des priviléges accordés aux médecins. Il fut le commencement des faveurs qui vinrent successivement les
honorer et élever leur profession. Ce fut aussi le premier lien qui les rapprocha de l'Administration publique
dont ils s'ouvrirent bientôt les portes. On peut même
dire que cette élévation inespérée à la cité devint la
véritable initiation et la voie d'entrée de la médecine
dans les différentes branches du service de l'état. Nous
verrons tout à l'heure, en effet, que peu d'années après
et sous le règne du fils adoptif du Dictateur, les priviléges déjà accordés aux médecins furent augmentés, et
que tous les empereurs pour ainsi dire, à la suite les
uns des autres, se firent un devoir et un honneur d'y
ajouter quelque chose ; mais surtout de les attacher de
plus en plus à l'Administration qui en sentait le besoin

et de les fixer au service de l'État par des liens successivement accumulés.

C'est ainsi que la médecine militaire, comme nous
l'avons établi et démontré dans un autre écrit (1) fut
organisée sous Auguste ou, au plus tard, au commencement du règne de Tibère. Ce fut là, si nous ne nous
trompons, le premier établissement médical véritablement officiel.

Nous nous proposons de faire connaître dans celui-ci,
le développement d'une institution également officielle
qui joua plus tard un très-grand rôle dans l'administration romaine dont elle envahit plusieurs branches
par un accroissement successif d'attributions ; nous
voulons parler de l'établissement de l'Archiâtrie ; et nous
comprenons sous ce nom les diverses catégories de médecins qui portèrent le titre commun d'Archiâtres, bien
qu'il n'y ait pas de liens sensibles entre elles et que les
unes soient plutôt municipales et les autres palatines.
Nous verrons cette dernière institution de médecins
naître et se développer d'abord sans grands priviléges
particuliers, puis par des agrandissements multipliés et
d'origines diverses, arriver jusqu'à former un service
administratif de police et de discipline médicales, près
duquel les contestations des médecins entre eux et
celles avec leurs clients étaient jugées sans appel par
un archiâtre, grand dignitaire de l'empire, investi du
pouvoir judiciaire sur les autres médecins.

Considérée à ce point de vue d'institution officielle,
l'archiâtrie, dans son évolution historique, n'offre pas
seulement un intérêt spécial et particulier, comme

(1) *Du service de santé militaire chez les Romains.* Paris, 1866, in-8°.

toute fraction ou division de l'histoire de la profession médicale, elle présente, en outre, une importance et un intérêt général d'autant plus grands que son développement marche de pair avec celui de tous les services administratifs de l'empire romain. En effet, le médecin d'abord si dédaigné, si obscur, si isolé, ne cesse, à partir de la dictature de Jules César, d'élargir son domaine, d'acquérir du pouvoir, des richesses et de la considération ; de s'introduire dans les besoins sociaux et de se mêler au mouvement général de la société, jusqu'à ce que, arrivant enfin au faîte des grandeurs et des dignités, il devient un des plus puissants personnages de la cour impériale et finit par s'élever même au gouvernement des provinces.

L'archiâtrie a été l'objet des études d'un assez grand nombre de médecins, de jurisconsultes et d'érudits. Mais malgré les longues et nombreuses discussions auxquelles elle a donné lieu depuis trois à quatre siècles, les plus grandes divergences d'opinion n'ont pas cessé de diviser les savants sur ce sujet. Nous allons essayer d'exposer sommairement les sentiments divers qui ont été émis sur le sens, la signification et la portée historique du mot archiâtre, après quoi nous développerons ce que nos propres recherches nous ont appris sur le même sujet.

D'une part, Accurse, suivi dans sa manière de voir par Meibomius, Guido Pancirolus, Gaspard Hoffmann, Ménage et autres, s'en tenant à l'explication littérale du mot, prétend que archiâtre signifie prince ou premier des médecins, c'est-à-dire supérieur ou au-dessus des autres : $\dot{\alpha}\rho\chi\grave{o}\varsigma\ \tau\tilde{\omega}\nu\ \grave{\iota}\alpha\tau\rho\tilde{\omega}\nu$. Il s'appuie sur ce que les anciens traducteurs de Galien pensaient ainsi, puisqu'ils

traduisaient cette expression par *medicus primarius*,
premier des médecins. Meibomius ajoute que de tous les
mots grecs commençant par *archi,* pas un seul ne désigne un titre ayant rapport au souverain, mais que
tous à peu près marquent une distinction de supériorité ; ainsi : *archévêque, architecte, archange.* Il en con-
clut qu'il devait en. être de même pour l'archiâtre. Il
ajoute beaucoup d'autres observations qu'il serait trop
long de rapporter ici.

D'autre part, le savant médecin Mercuriali, d'accord
en cela avec Cujas, Casaubon, Vossius et plusieurs
autres, soutient que le titre d'archiâtre signifie médecin
du prince : τοῦ ἄρχοντος ἰατρός. Il appuie cette opinion sur les raisons suivantes : D'abord cette expression d'archiâtre n'a jamais été employée par aucun
auteur grec ou latin avant l'établissement de l'empire
romain; et la première mention qui en est faite dans
les auteurs, s'applique à un médecin d'empereur. Il
ajoute que le médecin de Néron auquel on a pour la
première fois donné ce titre, n'est pas seulement appelé
archiâtre, mais bien archiâtre de Néron, ce qui spécifie
exactement la signification du mot et son attribution.
Enfin il insiste sur ce que, si les autres médecins que
l'on a par la suite désignés sous le nom d'archiâtres ne
l'avaient pas été précisément parce qu'ils étaient les
médecins du prince, on ne voit pas pourquoi ce titre
n'aurait pas été donné à des médecins très-célèbres :
Archigène, Soranus et autres qui vivaient dans le même
temps et qui étaient dès ce moment regardés comme
les lumières de la science et les maîtres de l'art.

Une troisième opinion, intermédiaire aux deux pré-

cédentes, a été soutenue par Alciat qui cherche à les
mettre d'accord et qui croit y arriver en arguant que
l'archiâtre est le prince ou premier des médecins, parce
qu'il est le médecin du prince, cette dernière qualité
faisant supposer qu'il doit être mis au-dessus de tous
les autres médecins à cause du choix dont il a été l'objet. Beaucoup d'auteurs, en effet, ont conclu d'un
texte de Galien où il est question de l'archiâtre de
Néron, que ce médecin était investi d'un droit de
suprématie hiérarchique et même de surveillance et de
commandement sur les autres médecins. Nous discute-
rons tout à l'heure ce texte qui, selon nous, est loin de
signifier ce qu'on lui fait dire.

Haller, à son tour, admettant aussi une opinion de
transaction, dit que les archiâtres d'autrefois étaient
effectivement les premiers des médecins et que ce n'est
que plus tard, et sous Constantin, que l'on donna ce
titre aux médecins du prince. Cette manière de voir est
en contradiction formelle avec les textes des auteurs
que nous citerons plus loin.

Fabretti (1), de son côté, soutient que les archiâtres
étaient ceux qui appliquaient dans leur pratique toutes
les parties de la médecine, sans s'attacher à aucune
spécialité, ce qui les distinguait des médecins, très-
nombreux dans l'antiquité, qui ne s'appliquaient qu'à
une partie restreinte de l'art médical. Il donne comme
preuve de sa manière de voir un article de loi (2) où
les archiâtres sont expressément distingués des méde-

(1) Fabretti, *Inscript. antiq.*, p. 301, cap. IV.
(2) *Cod. Just.*, lib. X, tit. LIII, 6. — « Medicos et maxime archiatros vel ex archiatris, etc. »

cins. Mais ce texte est loin de permettre une pareille
conclusion.

Olivieri (1) s'appuyant sur une inscription de Pisaure
que nous reproduisons plus loin, pense que les médecins, *medici*, étaient ceux qui exerçaient leur art à leurs
risques et périls, tandis que les archiâtres choisis par
les Décurions étaient honorés d'un salaire public.

Devons-nous dire pour compléter et aussi pour
égayer cet exposé succinct et aride de tant de dicussions
qui divisent les savants depuis plus de trois siècles,
qu'un jurisconsulte, président au parlement de Pro-
vence, nommé Chasseneux (2), a osé émettre l'idée singulière que archiâtre signifie *Princeps atrii*, chef des
portiers, faisant ainsi un mot hybride d'un composé parfaitement régulier?

Telles sont les principales opinions qui ont été expri-
mées sur le sens et la signification du titre d'archiâtre.
Il résulte des textes nombreux que nous avons recher-
chés et réunis, que dans la plupart des assertions sou-
tenues par les savants dont je viens de faire passer les
noms sous les yeux du lecteur, il y a une portion de la
vérité historique, plus ou moins obscurcie par les
explications et les analogies forcées dont les auteurs
l'entourent. Mais que chacun s'en tenant à cette portion et voulant, par une tentative de généralisation
impossible, identifier sous un même titre des fonctions
et des services essentiellement différents, et faire plier
les textes sous leur esprit de système, l'histoire de l'archiâtrie reste à peu près tout entière à faire, tant pour

(1) *Marmora Pisaurens.*, p. 28 et 152, inscript. 64.
(2) *Catalogus gloriæ mundi.* Lyon, 1529.

R. BRIAU.   2

ce qui concerne le titre en lui-même que pour ce qui a rapport aux fonctions et dignités dont ces médecins étaient investis.

Nous nous proposons de faire ici cette histoire et d'en exposer tous les détails comme étant une partie essentielle de l'histoire générale de la profession médicale qui est depuis longtemps l'objet principal de nos études. Nous établirons successivement, en nous appuyant sur les textes et les monuments épigraphiques, qu'il y eut dans l'empire romain cinq ordres différents de médecins fonctionnaires auxquels on décerna le titre d'archiâtres : 1° les médecins des empereurs ; 2° les médecins municipaux des villes de province ; 3° les médecins publics des deux villes impériales ; 4° les présidents des colléges ou sociétés de médecins ou d'écoles de médecine ; 5° les médecins spécialement attachés au service du portique appelé Xyste dans les gymnases publics et à celui des vierges Vestales.

CHAPITRE II.

DES ARCHIATRES DU PALAIS.

Il est admis par tous les auteurs qui ont écrit sur l'archiâtrie, et aussi par les nouveaux éditeurs du *Thesaurus linguæ grecæ* de Henri Étienne (1), que jusqu'au règne de l'empereur Néron, on ne trouve dans aucun écrit le titre d'archiâtre donné à un médecin, pas plus dans les écrivains grecs que dans les latins. Nous admettons complétement cette opinion, si l'on ne veut y comprendre que les textes des livres et non ceux des monuments épigraphiques. En effet, nous nous réservons la faculté d'opposer à ceux qui conserveraient à cet égard une opinion trop absolue, une inscription funéraire que nous reproduirons plus loin et dont nous nous proposons de discuter les termes. Elle contient la dénomination d'archiâtre donnée à un médecin dont le nom nous reporterait à une époque notablement antérieure à Néron.

Quant à ce que nous ont transmis à ce sujet les ouvrages anciens, il est certain que le titre en question apparaît pour la première fois dans le livre intitulé :

_____

(1) *Thesaurus linguæ græcæ*, etc., etc. 1831 à 1865. Paris, apud Firmin Didot.

Onomasticon, qui est un glossaire d'Hippocrate et qui
a pour auteur Erotien. Dans la préface de ce livre,
Erotien s'adresse en effet à son ami, le médecin Andromaque et le qualifie du nom d'archiâtre dans les termes
suivants : Τὴν Ἱπποκράτους πραγματείαν, ἀρχία-
τρε (1) Ἀνδρόμαχε, οὐκ ὀλίγα συμβαλλομένην
πᾶσιν ἀνθρώποις ὁρῶν ὅσοι λογικῆς ἀντιποιοῦνται
παιδείας... κ. τ. λ. « En voyant, ô archiâtre Andromaque,
« que l'œuvre d'Hippocrate profitait beaucoup à tous
« ceux qui recherchent une doctrine rationnelle, etc. »
Or, cet Andromaque, médecin très-illustre de ce temps-
là, inventeur de la Thériaque et dont il nous reste
quelques écrits, était, en cette qualité de médecin,
attaché à la personne de l'empereur Néron.

Toutefois, s'il n'y avait que ce texte pour nous assurer que c'est bien à titre de médecin du prince que
Erotien qualifie son ami du titre d'archiâtre, nous res-
terions, il faut bien l'avouer, dans une grande hésitation ; car Andromaque ayant été, de l'aveu de tous ses
contemporains, le plus grand et le plus renommé des
médecins de Rome à cette époque, nous ne croirions
pas impossible que, dans la pensée de l'auteur de
l'*Onomasticon,* ce titre eût été adressé à l'homme de
science célèbre et d'une habileté supérieure, à ce que
nous appellerions aujourd'hui un prince de la science,
plutôt qu'au premier médecin de l'empereur. Mais le
doute et l'incertitude cessent devant quelques passages
extraits des œuvres de Galien. Parmi eux, il s'en trouve
un qui se rapporte à ce même Andromaque lequel est

(1) Les éditeurs du nouveau *Thesaurus* ne se prononcent point
entre les deux orthographes de ce mot : ἀρχιατρὸς et ἀρχίατρος.

désigné dans les termes suivants : Ἀνδρόμαχος ὁ
Νέρωνος ἀρχίατρος (1), c'est-à-dire : « Andromaque,
archiâtre de Néron. »

Évidemment, cette expression signifie nettement que
le titre s'applique au médecin parce qu'il était, en cette
qualité, attaché à la personne de l'empereur. Galien
aurait dit simplement : Andromaque, archiâtre : Ἀνδρόμαχος ἀρχίατρος, s'il avait voulu seulement faire allusion à la célébrité de l'homme et à son rang très-élevé
dans la médecine et non à sa situation près du prince.
Il faut donc reconnaître que la dénomination d'archiâtre
servit d'abord à désigner le premier médecin de l'empereur indépendamment de toute condition de supériorité reconnue.

Cependant les savants qui ont soutenu l'opinion que
l'archiâtre était le prince ou premier des médecins,
placé au-dessus des autres, ont prétendu trouver une
base très-solide à leurs arguments dans un autre passage de Galien, relatif au même Andromaque. Ce texte
dans lequel ils ont tous voulu voir que l'archiâtre de
Néron avait sur les autres médecins une autorité
effective ; qu'il était chargé de les surveiller et de les
contrôler, est conçu dans les termes suivants : Τὸ γοῦν
ἄρχειν ἡμῶν, διὰ τὴν ἐν τούτοις ὑπεροχὴν, ὑπὸ τῶν
κατ᾽ ἐκεῖνον καιρὸν βασιλέων ἦν πεπιστευμένος, ὡς
ἐμοὶ γε δοκεῖ, τάχα τε καὶ τῆς πατρίδος αὐτῷ εἰς τὸ
ἀκριβῶς ἐκμαθεῖν τὴν ἰατρικὴν συναραμένης (2). Ce

(1) *De Antidotis*, lib. I, cap. ɪ.
(2) *De Theriaca, ad Pisonem*, cap. 1. — Nous n'avons pas à
examiner ici si cet ouvrage, publié sous le nom de *Galien*, est authentique ou s'il est apocryphe. Il nous suffit qu'il soit de son
époque.

passage doit, si nous ne nous trompons, être entendu
et se traduire de la manière suivante : « Aussi les
rois de ce temps crurent, comme il me semble, qu'il
(Andromaque) l'emportait sur nous à cause de sa
supériorité en ces matières, probablement de ce que
son pays le favorisa pour s'instruire dans l'art médical. »

Le sens exprimé par cette traduction nous paraît mis
hors de doute aussi bien par la lecture attentive du texte
lui-même que par celle des passages qui le précèdent
et qui le suivent et qui en sont le meilleur et le plus
clair commentaire. Si donc les choses sont ainsi, comme
nous en sommes tout à fait convaincu, on voit de suite
qu'il ne s'agit point ici d'une supériorité hiérarchique
qui aurait été conférée à Andromaque et qu'il n'y est
nullement question d'une charge de surveillance ou de
contrôle sur les autres médecins, ainsi que l'ont cru à
tort beaucoup de savants, mais que le τὸ γοῦν ἄρχειν
ἡμῶν s'applique simplement à une prééminence d'habileté et de savoir qui était reconnue par tout le monde.

Meibomius et d'autres insistent pour appuyer leur
sentiment sur ce que, dans une inscription publiée au
recueil de Gruter (1), le titre de *Superpositus medicorum* est donné à un affranchi de l'un des empereurs
Flaviens et que ce titre est équivalent à celui d'archiâtre et même de *Præsul* ou chef des médecins. Mais
le plus léger examen de cette inscription que nous avons
reproduite et commentée ailleurs (2), à côté d'une autre

---

(1) *Inscript. antiq.*, p. 581, 7.
(2) *L'Assistance médicale chez les Romains*, nᵒˢ 8 et 9, p. 46 et 47.
Paris, 1869, in-8º.

où se trouve le titre de *Supra medicos* attribué à un affranchi de Livie, démontre que ces deux titres n'ont aucune analogie avec celui dont nous nous occupons.

Il s'agit en effet dans ces inscriptions de deux affranchis qui étaient chefs des médecins esclaves faisant partie de la famille ou domesticité de leurs patrons. Ils étaient *medici domestici*, médecins domestiques, c'est-à-dire attachés à la maison et chargés de surveiller le service médical de la famille. Ils en étaient les chefs et avaient pour cela sous leurs ordres tous les médecins esclaves ou affranchis appartenant à la maison. Leur titre et leurs fonctions leur conféraient une puissance et une autorité effective dans l'intérieur de la famille sur leurs subordonnés ; et c'est uniquement en ce sens qu'il faut entendre les qualifications de *superpositus medicorum* et de *supra medicos*. Ce qui le prouve surabondamment, c'est que l'une de ces inscriptions a été trouvée dans le Columbarium de la maison ou famille des esclaves ou affranchis de Livie. Nous avons reproduit également deux autres inscriptions où l'on trouve des médecins, l'un esclave de Ateius Capiton, l'autre affranchi de Livie, qui étaient Décurions, c'est-à-dire mis à la tête d'une Décurie d'esclaves (1). Tous ces cas sont analogues et il ne s'y agit que de fonctions d'ordre purement domestique ou économique, ne sortant pas de l'intérieur de la maison.

Ces modes d'organisation étaient dans les habitudes romaines et résultaient d'ailleurs de la nécessité où se trouvaient les gens riches de mettre de l'ordre dans des

_____

(1) *Op. citat.*, nᵒˢ 2 et 10, p. 20 et 48.

familles qui comprenaient plusieurs centaines et même
plusieurs milliers d'esclaves. Il n'y a donc point d'assi-
milation possible, même très-éloignée, entre ces titres et
emplois, et ceux d'archiâtres. Ces derniers possédaient
le droit de cité et les autres appartenaient à la servitude
ce qui met un abîme entre leurs situations respectives,
dans la société. Les arguments de Meibomius et de ses
partisans sur ce sujet reposent évidemment sur des
interprétations tout à fait inexactes et sur des préoccupations de système.

Au reste, Andromaque n'est pas le seul médecin
auquel Galien attribue le titre d'archiâtre. Il qualifie
de la même manière deux de ses contemporains, Magnus
et Demetrius, qui furent médecins, l'un d'Antonin le
Pieux et l'autre de Marc Aurèle. Il les mentionne tous
les deux en ces termes : Μάγνος δὲ ὁ καθ' ἡμᾶς
ἀρχίατρος γενόμενος; « Magnus qui de notre temps est
devenu archiâtre. » Δημήτριος δὲ καὶ αὐτὸς καθ' ἡμᾶς
ἀρχίατρος γενόμενος; « Demetrius qui, lui aussi, de
notre temps est devenu archiâtre (1). » Or, on n'est pas
autorisé à dire de ces deux médecins, comme il est au
contraire très-légitime de l'affirmer de leur prédéces-
seur Andromaque, qu'ils aient été illustres et supérieurs
à leurs confrères à cette époque. Galien, pour ne citer
que celui-là, parmi leurs contemporains, aurait eu des
titres incomparablement mieux mérités pour être
archiâtre ; et, à dire vrai, il est difficile de comprendre
pourquoi le médecin de Pergame qui donnait des soins
à l'empereur Marc Aurèle, ne fut jamais honoré de ce
titre.

(1) *De Theriaca*, cap. xxii.

Quoi qu'il en soit, il nous semble très-évident que c'est bien parce qu'ils étaient médecins de l'empereur qu'on a désigné comme archiâtres Andromaque, Magnus et Demetrius ; et ces exemples, bien qu'ils soient les seuls que nous puissions citer pour ces époques, sont assurément très-suffisants pour démontrer que le titre d'archiâtre désigna dès les commencements de l'ère chrétienne les médecins attachés à la personne des princes ; et cela en dehors de toute considération de prééminence, de savoir et d'habileté.

A la vérité, cette dénomination grecque ne paraît s'être vulgarisée dans le monde romain que beaucoup plus tard ; du moins on ne trouve dans les auteurs latins de l'époque immédiatement postérieure à celle d'Erotien, pas plus que dans les suivants jusque vers les temps de Constantin, aucun médecin désigné sous ce titre. Ainsi Pline l'ancien qui cite un très-grand nombre de médecins, plus ou moins célèbres, dans son Histoire naturelle, ne donne à aucun d'eux le titre d'archiâtre. Il en est de même de Tacite, de Juvénal, de Martial, de Suétone, des auteurs de l'histoire Auguste et des autres. En outre, nous avons plusieurs inscriptions funéraires dédiées à des hommes signalés comme médecins d'empereurs et aucune d'elles, même parmi celles qui sont en langue grecque, ne porte le titre d'archiâtre. Si donc il est indubitable que cette qualification a été d'abord attribuée par Erotien et ensuite par Galien à des médecins attachés à la personne des empereurs et qu'il ne semble pas impossible que là se trouve peut-être l'origine de ce titre, il faut cependant avouer qu'il ne tomba point dans l'usage commun et qu'il fut même très-peu employé jusque vers l'avénement de Constantin.

Mais si le nom fut rarement et même pas du tout en usage, la fonction à laquelle il s'appliquait fut pourtant constituée d'une manière fixe et stable par l'empereur Alexandre Sévère. Nous lisons en effet dans son histoire par Lampride que « il n'y eut sous son règne qu'un « seul médecin du palais aux appointements, et que les « autres, au nombre de six, recevaient chacun deux ou « trois annones. » *Medicus sub eo unus palatinus sala-rium accepit ; cœteri omnes qui usque ad sex fuerunt, annonas binas aut ternas accipiebant* (1).

Il semble bien résulter de ce texte que, avant ce prince, les médecins du palais n'étaient point distingués d'une manière nette et précise. Il y avait bien cependant des médecins de l'empereur et même des archiâtres, ainsi que nous venons de l'établir ; mais on peut, croyons-nous, inférer du passage cité de Lampride qu'ils n'avaient point de fonctions définies et réglées, et que l'on attribuait ce titre à l'un d'eux uniquement parce qu'il donnait plus habituellement ses soins à la personne du prince qui l'appelait et réclamait ses avis médicaux, comme tout particulier pouvait le faire, moyennant des honoraires et sans que pour cela il eût près de lui un service établi et régulièrement cons-titué.

Aussi ces médecins recevaient-ils des princes des émo-luments considérables que Pline l'Ancien fait monter jusqu'à deux cent cinquante mille sesterces (2). Le

(1) Lamprid., *Alexand. Sever.*, cap. XLII.
(2) *Hist. natur.*, lib. XXIX, cap. v.

même auteur ajoute que Stertinius se trouvait fort mo-
déré en n'exigeant des princes que cinq cent mille sesterces par an, car il démontrait, en énumérant ses clients
de la ville, qu'il pouvait en retirer six cent mille (1). La
manière dont Pline expose ces faits prouve bien que les
médecins des empereurs et de leurs familles imposaient
leurs honoraires et qu'ils n'avaient pas d'appointements
fixes. Cet état de choses nous paraît avoir duré jusqu'à
Alexandre Sévère qui organisa, comme nous venons de
le voir, le service médical de la maison impériale. Ce
qui le prouve encore, c'est le fait que Galien refusa de
suivre Marc-Aurèle dans sa campagne sur les bords du
Danube, bien que celui-ci l'en eût prié. Or, on ne peut
admettre que cet illustre médecin eût pu opposer un
refus pareil à l'empereur, s'il avait eu près de lui des
fonctions administrativement constituées.

Il faut donc conclure de ces considérations appuyées
sur les faits que, antérieurement à l'empereur
Alexandre Sévère, les princes n'avaient point de service
médical fonctionnant près de leur personne selon les
formes administratives, ou établi d'une manière fixe.
Ils se faisaient soigner dans leurs maladies conformé-
ment aux règles communes, en s'attachant plus ou
moins solidement les médecins qui leur inspiraient le
plus de confiance et en les rétribuant suivant des con-
ventions tacites ou convenues. Nous devons donc considérer cet empereur comme ayant le premier régularisé
le service du palais et réglé la fonction du premier médecin ou archiâtre, bien que ce titre ne lui ait point

(1) *Hist. natur.*, lib. **XXIX**, cap. v.

été appliqué communément. On peut affirmer en outre
que, à partir de ce moment seulement, les médecins
qui étaient chargés du service médical de la maison
impériale furent hiérarchisés , réunis en collége et
chargés de fonctions définies et obligatoires pour lesquelles ils reçurent, non plus des émoluments facultatifs,
mais un traitement annuel fixe. Il est très-probable que
ce fut peu de temps après cet événement que les médecins du palais reçurent officiellement le titre d'archiâtre et qu'ils formèrent un collége particulier appelé
Archiâtrie Palatine.

Cette conjecture déjà très-solidement appuyée par
ce que nous venons de rapporter, se trouve, en outre,
fortifiée par le texte de deux constitutions de l'empereur
Constantin, où l'on rencontre la première mention officielle du titre d'archiâtre dans les monuments de la
législation romaine. L'une, dont nous parlerons dans
le chapitre suivant, s'applique aux archiâtres municipaux des villes de province, Mais l'autre qui est adressée
à Rufin, préfet du prétoire, porte la date de l'année 326
et débute ainsi : « Tous les archiâtres et les ex-
archiâtres sont exemptés de toutes les charges qui
incombent aux *curiales*, aux sénateurs, aux comtes et
aux perfectissimes (1), etc. » Il est certain par ces der-

(1) « Archiatri omnes et ex archiatris, ab universis muneribus
curialium, senatorum et comitum, perfectissimorum que muneribus
et obsequiis quæ administratione perfunctis sæpe mandantur; a
præstationibus quoque publicis liberi immunes que permaneant;
nec ad ullam auri et argenti et equorum præstationem vocentur
quæ forte prædictis ordinibus ant dignitatibus attribuuntur. Hujus
autem indulgentiam sanctionis, ad filios quoque eorum statuimus
pervenire. Datum XII Kal. Jun. Constantino A. VII et Constantio

nières expressions qui ne mentionnent que des charges
de cour, que les archiâtres dont il est ici question sont
bien ceux du palais. Le savant J. Godefroy, dans son
commentaire sur cette loi, l'affirme sans hésitation (1).

La conséquence qui ressort d'elle-même de l'expression *ex archiatris* employée dans ces deux rescrits
impériaux, c'est que le titre d'archiâtre avait été
adopté avant Constantin dans le langage officiel, puisque
déjà au commencement de son règne, il existait des
médecins qui étaient sortis du collége des archiâtres
palatins. Il est facile d'ailleurs de comprendre qu'en
effet il a dû en être ainsi lorsque l'on considère que
entre l'ordonnance d'Alexandre Sévère mentionnée par
Lampride et l'avénement de Constantin à l'empire, il
s'était passé un fait historique considérable qui avait eu
pour résultat de modifier profondément toute l'administration, tant celle de l'empire en général que celle
du palais en particulier ; nous voulons dire la grande
réforme opérée par Dioclétien.

M. Naudet, dans un savant travail (2), nous a fait
connaître l'esprit général et beaucoup de détails sur
cette réforme dont nous n'avons à nous occuper ici
qu'en vue de l'objet que nous étudions. M. Wallon, de
son côté, sans vouloir expliquer les antécédents, les
moyens et les formes de cette véritable révolution

Cæs. coss. » *Cod. Theod. cum perpetuis comm.* Jac. Gothofredi,
tom. V, lib. XIII, tit. III, lex 2. Lipsiæ, 1741.

(1) Id., *ibid.*

(2) *Des changements opérés dans toutes les parties de l'administration de l'Empire romain,* etc.

administrative, en a cependant très-bien mis en relief
le caractère général en quelques pages de son bel ouvrage sur l'esclavage (1). C'est à ces auteurs principalement que nous emprunterons les motifs des conjectures que nous allons présenter sur le collége des
archiâtres palatins et sur la transformation qu'il dut
subir dans l'intervalle des règnes d'Alexandre Sévère et
de Constantin.

Les premiers empereurs investis du pouvoir suprême
par le droit de la force avaient en même temps réuni
sur leur tête tous les pouvoirs civils qui se conféraient
par l'élection. Aussi se vantaient-ils de l'origine populaire de leur puissance qui leur venait tant du titre
d'*imperator* qui leur était décerné par l'armée, que
des magistratures et dignités civiles dont l'origine était
l'élection. Mais Dioclétien changea le principe du pouvoir et ne voulut pas tenir le sien du peuple. L'historien
Eutrope caractérise en quelques mots énergiques ce
changement radical : « Le premier, » dit-il, « il donna
« à l'Empire romain une forme monarchique plus que
« républicaine. Il voulut être adoré lorsqu'avant lui les
« empereurs étaient simplement salués (2). »

Ainsi Dioclétien déclara que son pouvoir était divin;
et les empereurs chrétiens qui suivirent, voulurent,
comme lui, que leur personne restât sacrée. Ils ne con-
sentirent plus à être simplement les dépositaires de

(1) *Histoire de l'esclavage dans l'antiquité...* Paris, imprimerie
royale, 1847.
(2) « ... Imperio romano primus regiæ consuetudinis formam
magis quam romanæ libertatis invexit; adorari que se jussit, quum
ante cum cuncti salutarentur. » Eutropii *Breviarium histor. roman.*,
lib. IX, cap. XVI.

l'autorité suprême, ils prétendirent qu'ils en étaient la source même.

Dans ce nouvel ordre d'idées, et puisque tout pouvoir émane de l'empereur, il est clair que quiconque se rapproche de sa personne, est ennobli par ce fait même et que cet ennoblissement est, pour ainsi dire, proportionnel à la fréquence et au besoin des rapprochements. C'est ainsi que les fonctions autrefois considérées comme serviles, furent élevées au premier rang des dignités. En outre, comme l'État était militairement organisé, elles devinrent une milice : *militia palatina*, la milice palatine.

Les archiâtres palatins furent compris dans cette milice, ainsi que nous l'apprennent plusieurs textes du Code Théodosien et notamment le suivant qui s'exprime ainsi : « Tous ceux qui font partie de la milice du sacré « palais en qualité d'archiâtres » *universi qui in sacro palatio inter archiatros militarunt* (1). La conséquence de ce changement de principe dans les institutions de l'empire, en ce qui concerne le collége des archiâtres palatins, fut de donner à ce service médical plus de cohésion et un caractère plus élevé et plus solennel. Ces médecins devinrent de grands personnages et de hauts dignitaires de l'empire. C'est alors, selon toute vraisemblance, qu'on leur donna officiellement le titre d'archiâtres, et c'est ainsi que quelques années plus tard, Constantin put justement s'occuper des ex-archiâtres.

Il est facile de comprendre après cela comment ces

_____

(1) *Cod. Theod.*, liv. XIII, tit. III, lex 16. — Voyez les lois 17 et 18, id., *ibid.* — On trouve aussi dans le *Cod. Just.*, lib. XII, tit. XIII, le texte suivant : « Archiatros intra palatium militantes... »

fonctionnaires furent accablés de priviléges et de dignités. D'une part, chargés de donner leurs soins à la personne sacrée du prince, de veiller sur sa santé précieuse, ils entraient à ce titre dans la plus grande
intimité de sa vie domestique, connaissaient ses secrets,
ses faiblesses, ses sympathies et ses antipathies, et
savaient habilement profiter du privilége qu'ils possédaient de voir tous les jours et presque à chaque heure
le souverain. D'autre part, cette situation les mettait
en grande notoriété et faisait d'eux le point de mire
de la courtisanerie vulgaire. Leur pouvoir réel ou
supposé leur donnait une influence considérable à la
cour et à la ville. Tout, en un mot, concourait à les
mettre dans un relief éminent.

Ce n'était plus le médecin que le caprice personnel,
le hasard des circonstances ou le savoir et la réputation amenaient au chevet du prince, comme Antonius
Musa pour l'empereur Auguste et comme l'archiâtre
Andromaque pour Néron, dont le rôle, restreint au
strict exercice de leur profession, n'aurait pu, sans in-
convénients ou sans dangers, sortir des limites de la
médecine; c'était un dignitaire de la cour, un haut
personnage de l'empire, ayant un rang élevé dans la
milice palatine, l'égal hiérarchique des généraux, des
comtes et des vicaires, sur lesquels ils avaient l'avantage que donnent des études très-étendues et cette connaissance des hommes à laquelle conduit nécessairement l'expérience de la pratique médicale.

On voit quel chemin ils avaient parcouru depuis
l'établissement de l'empire et dans quelles proportions
considérables les réformes administratives de Dioclétien

avaient agrandi leurs positions. Les premiers archiâtres donnaient leurs soins à un *imperator* revêtu de tous les pouvoirs, mais devenant dieu seulement après sa mort; les derniers étaient chargés de la santé d'une personne divine et sacrée qui était la source même de tout pouvoir et de toute grâce, et que chacun devait adorer vivante. Il ne faut donc point s'étonner si quelques-uns de ces archiâtres s'élevèrent aux plus hautes dignités politiques et administratives et devinrent présidents de province, comme Vindicianus proconsul d'Afrique, et comme Ausonius, père du poète, préfet du prétoire en Illyrie. La loi elle-même voulait que ces médecins fussent comtes du premier ordre et égaux aux premiers de l'empire, comme nous l'apprenons par le texte suivant : « Les archiâtres faisant partie de la milice du « palais, qui sont revêtus du titre de comtes du premier « ordre, auront le rang de vicaires, soient qu'ils aient « depuis longtemps renoncé à la milice, soit qu'ils y « renoncent plus tard; de telle sorte qu'il n'y ait aucune « différence entre les ducs et vicaires qui appartiennent «à l'administration et ceux qui ont mérité d'être « comtes du premier ordre, si ce n'est le temps depuis « lequel ils ont été nommés (1). »

Tous ces honneurs, toutes ces dignités, tous ces priviléges, que beaucoup de personnes croiront avoir le

---

(1) *Cod. Just.*, liv. XII, titre XIII. — « Archiatros intra palatium militantes si comitivæ primi ordinis nobilitaverit gradus, inter vicarios taxari præcipimus, sive jampridem deposuerunt militiam, sive postea deposuerint; ita ut inter vicarios et duces qui administraverint et eos qui comitivam primi ordinis meruerint nihil intersit, nisi tempus quo quis administraverit vel comitivæ adeptus est insignia. »

R. BRIAU.   *3

droit de trouver excessifs, étaient pourtant dans la
logique des choses et devaient inévitablement suivre le
changement survenu dans la manière d'envisager la
personne et les prérogatives de l'empereur. Il n'en fut
pas tout à fait de même de la création d'une nouvelle
fonction ou dignité médicale érigée plus tard à cette
même cour de Constantinople, et que tous les médecins qui ont le sentiment de la dignité professionnelle
doivent nécessairement trouver exorbitante et abusive.
Sans doute, un collége de médecins dont tous les membres sont en contact journalier, qui ont les mêmes am-
bitions, les mêmes devoirs à remplir, les mêmes droits
à faire valoir et des rangs hiérarchiques à défendre, ne
peuvent pas vivre en paix perpétuelle, sans contestations
et sans froissements. Il y eut dans ce collége des querelles
inévitables, des intérêts lésés et des vanités blessées. Tout
cela est humain et explique sans la justifier aucunement,
l'institution d'un juge suprême de toutes les contestations.
Ce juge pris dans le sein même du collége fut désigné sous le titre de *Præsul archiatrorum*, prince ou
premier des archiâtres; et il était élevé à la comitive
du premier ordre. Peut-être pensa-t-on qu'il était
équitable de faire juger les médecins par un des leurs
et, comme on l'a dit depuis, par un de leurs pairs. Toujours est-il que ce *præsul* des archiâtres fut investi du
pouvoir de juger sans appel tous les différends des médecins entr'eux et, ce qui est bien plus extraordinaire,
des médecins avec leurs clients. Sa fonction s'étendait
jusqu'au droit de contrôler les traitements prescrits aux
malades.
Cassiodore nous a conservé la formule d'institution

de cette judicature qui mettait des entraves dégra-
dantes dans l'exercice d'un art qui ne peut être fruc-
tueusement et honorablement pratiqué qu'avec une
pleine liberté et une complète indépendance. Après
avoir fait de la médecine un éloge tel, qu'il est facile
d'en inférer que la pratique de cet art était en possession de la plus grande faveur publique à cette époque
et que les médecins étaient montés au plus haut degré
d'honneur et de puissance, il continue ainsi avec le
style déclamatoire et emphatique particulier à ces temps
de décadence : « C'est pourquoi nous vous décorons,
« dès ce moment, de l'honneur de comte des archiâtres,
« afin que vous soyez seul éminent parmi les maîtres de
« la santé et que tous ceux qui s'ingénient dans les
« subtilités de mutuelles contradictions, s'en rappor-
« tent à votre jugement. Soyez l'arbitre d'un art supé-
« rieur et jugez les conflits de ceux qui ne prenaient
« auparavant que leur passion pour juge. Vous guéri-
« rez en eux des malades, si vous terminez prudem-
« ment des querelles qui leur sont nuisibles. C'est un
« grand privilége pour vous que les habiles vous soient·
« soumis et que vous soyez honoré parmi ceux que
« tout le monde révère. Que votre visite soit la sécurité
« des malades, la réfection des faibles et l'espoir cer-
« tain des fatigués, etc. (1) »

(1) « ... Quapropter a presenti tempore comitivæ archiatrorum te
honore decoramus, ut inter salutis magistros solus habearis eximius
et omnes judicio tuo cedant qui se ambitu mutuæ contentionis excru-
ciant. Esto arbiter artis egregiæ eorum que distingue conflictus quos
judicare solus solebat affectus. In ipsis ægros curas si contentiones
noxias prudenter abscindis. Magnum munus est subditos habere
prudentes et inter illos honorabilem fieri quos reverentur cæteri.
Visitatio tua sospitas sit ægrotantium, refectio debilium, spes certa

La formule ajoute plus loin : « Fréquentez aussi notre
« palais et jouissez de son libre accès que d'autres s'ef-
« forcent d'obtenir à grand prix (1)! » N'est-ce pas avec
juste raison qu'un grave et judicieux historien de la
médecine, Daniel Leclerc, lance la boutade suivante,
après avoir reproduit ce texte de Cassiodore : « Voilà
« justement une manière de pape dans la médecine, il
« ne lui manquait plus que l'infaillibilité (2). » Il est
évident qu'en faisant un pas de plus dans cette voie,
l'on tombait complétement dans la médecine administrative, c'est-à-dire dans un exercice de l'art sans
liberté, sans dignité, sans indépendance, d'où auraient
inévitablement découlé la perte de la science et les
pratiques d'un empirisme ignorant et grossier.

On a contesté que cette charge de chef ou prince des
archiâtres ait jamais été exercée effectivement. Mais il
est en dehors de toute vraisemblance que la formule
conservée par Cassidiore n'ait été qu'une lettre morte
et une simple composition de rhétorique en honneur de
la médecine. Au contraire, ce que nous savons des
mœurs et des habitudes palatines à cette époque de
décadence, indique que la charge a réellement été
exercée. On peut croire seulement qu'elle l'a été très-
peu de temps à cause des difficultés, des abus et des
entraves de toutes sortes à la pratique de la médecine
dont elle dut être immédiatement la source.

---

fessorum... » M. Aur. Cassiodori Opera omnia quæ extant, lib. VI,
19. — Paris, 1600.

(1) « ... Indulge te quoque palatio nostro ; habeto fiduciam ingre-
diendi quæ magnis solet pretiis comparari. » Id., *ibid.*

(2) *Histoire de la médecine,* IIIe partie, liv. II, ch. Ier, p. 591. La
Haye, 1729, in-4°.

Bien qu'aucune des inscriptions qui nous restent en mémoire des médecins des empereurs ne porte le titre d'archiâtre, nous croyons cependant utile de reproduire ici celles que nous avons trouvées et dont quelques-unes nous semblent d'un haut intérêt pour l'histoire, telles que celles qui servent à identifier des personnages médicaux historiques et auxquels des auteurs comme Tacite ou Pline donnent des noms différents comme à des hommes qui ne seraient pas les mêmes; telles aussi celles qui démontrent avec certitude l'existence d'un petit nombre de médecins dont beaucoup d'auteurs mettaient en doute la réalité. Certains faits historiques racontés par Tacite et par Pline reçoivent une vive lumière de quelques-unes de ces inscriptions ; c'est ce qui nous a décidé à les reproduire et à les commenter au point de vue de l'objet que nous nous sommes proposé dans cet ouvrage.

N° 2.

```
ΜΑΡΚΟΝΑΡΤΩΡΙΟΝΑΣΚΔΗΠΙΑΔΗΝ
ΘΕΟΥΚΑΙΣΑΡΟΣΣΕΒΑΣΤΟΥΙΑΤΡΟΝ
ΗΒΟΥΛΗΚΟΔΗΜΟΣΤΩΝΣΜΥΡΝΑΙΩΝ
ΕΤΙΜΗΣΑΝΗΡΩΑΠΟΛΥΜΑΘΙΑΣΧΑΡΙΝ
```

Maffei, *Mus. Veron.*, p. 47, 4 (*sic*).

N° 2 *bis.*

ΜΑΡΚΟΝ ΑΡΤΩΡΙΟΝ ΑΣΚΛΗΠΙΑΔΗΝ
ΘΕΟΥ ΚΑΙΣΑΡΟΣ ΣΕΒΑΣΤΟΥ ΙΑΤΡΟΝ
Η ΒΟΥΛΗ ΚΑΙ Ο ΔΗΜΟΣ ΤΩΝ ΣΜΥΡΝΑΙΩΝ
ΕΤΙΜΗΣΑΝ ΗΡΩΑ ΠΟΛΥΜΑΘΙΑΣ ΧΑΡΙΝ

(Muratori, p. 888, 8. — Patavii, apud Carolum Patinum V. Cl.)

Μάρκον Ἀρτώριον Ἀσκληπιάδην,
θεοῦ Καίσαρος σεβαστοῦ ἰατρὸν,
ἡ βουλὴ καὶ ὁ δῆμος τῶν Σμυρναίων
ἐτίμησαν ἥρωα, πολυμαθίας χάριν.

C'est-à-dire :

Le sénat et le peuple de Smyrne ont honoré, à cause de son
grand savoir, le héros (défunt) Marcus Artorius Asclépiade,
médecin du divin César Auguste.

Plusieurs historiens et entr'autres, Dion Cassius,
Plutarque, Val. Maxime, Suétone, Florus et Vell.
Paterculus (1), font mention de ce médecin et s'accordent sur les circonstances dans lesquelles, par un
avis pressant, il sauva la vie de César Octave à la bataille de Philippe. En effet, ce général était malade et
voulait rester dans sa tente, contrairement aux avis
pressants de son médecin, à cause de sa faiblesse et
de la difficulté qu'il avait à se tenir debout et à marcher.
C'est alors que Artorius lui dit qu'il avait vu en songe
Minerve elle-même qui lui ordonnait de faire sortir
Octave de sa tente et de le faire porter au milieu de
ses soldats en pleine bataille. Il ne résista plus à cet
ordre et fut sauvé, car peu après son camp fut forcé
et sa tente prise par les soldats que commandait Brutus,
pendant que l'autre aile commandée par Cassius était
mise en déroute.

Artorius mourut l'an de Rome 722, l'année même
de la bataille d'Actium. Cœlius Aurelianus le mentionne
comme disciple d'Asclépiade ; et c'est sans doute en
mémoire de son illustre maître qu'il prit son surnom.
Il laissa quelques écrits qui ne sont point venus jusques
à nous. Le fait d'avoir sauvé la vie de César Octave à

(1) Dio Cass., lib. XLVII, cap. XLI. — Plutarq., *Vit. Bruti,* cap. XLI.
— Val. Max., lib. I, cap. VII. — Suéton., *Aug.,* cap. XCI. —
Vell. Paterc., *Hist. rom.,* lib. II, cap. LXX. — Florus, lib. IV,
cap. VII.

la bataille de Philippe explique suffisamment que la
ville de Smyrne lui ait consacré un monument. Il était
d'ailleurs né en cette ville ; et il faut se rappeler que
les décrets des cités grecques conférant des honneurs à
un citoyen, étaient gravés à plusieurs exemplaires dé-
posés, l'un dans la ville qui décernait les honneurs,
les autres dans la ville natale et dans celle où il s'était
distingué.

N° 3.

ACRONI P
MEDICO AVG
CLODIAE III
LAETAE SOR
C CLODIVS
AQVILIANVS

(Gruter, p. 632, 6. — Augustæ Taurinorum à Pingonio. — Muratori, p. 883, 3. —
Car. Promis, Storia di Torino, p. 452, n° 210.)

Restitution de M. Promis :

(Diis manibus, Caio Clodio, Caii liberto), Acroni, p(atri), medico
aug(usti nostri) Clodiæ m(atri), Lætæ sor(ori), C(aius) Clodius
(Caii libertus) Aquilinus.

Aux dieux mânes, à Caius Clodius Acron son père, affranchi de
Caius, médecin d'Auguste ; à Clodia sa mère, à Læta sa
sœur, Caius Clodius Aquilinus, affranchi de Caius.

Les auteurs latins qui nous donnent les noms de plusieurs des médecins d'Auguste, ne nomment point cet
Acron qui pourtant, d'après notre inscription, fut certainement le médecin d'un empereur. D'autre part,
nous trouvons dans l'ouvrage de Cœlius Aurelianus
plusieurs mentions d'un Clodius, médecin, élève d'As-

clépiade, qui avait écrit sur la médecine (1). Si la restitution de M. Promis était certaine quant aux noms, il
n'y aurait aucune témérité à affirmer que cet Acron
était un médecin de Octave Auguste; et il prendrait
place dans la liste des médecins de cet empereur, après
Artorius, souvent cité, lui aussi, par Cœlius Aurelianus,
et avant Camellius et Antonius Musa. Mais dans ce cas,
il faudrait rejeter le sigle $\bar{N}$ ajouté par M. Promis
après AVG sans aucune nécessité d'ailleurs ; car l'expression épigraphique *Augusti nostri* n'a commencé à
être employée qu'à la fin du second siècle de l'ère chrétienne, ainsi que l'a fait voir M. Léon Renier, notre
éminent épigraphiste.

Moyennant la suppression de ce $\bar{N}$, qui n'a aucune
raison d'être, le complément de notre inscription pourrait être accepté, tel que le donne M. Promis, et alors
la conjecture qu'il émet sous forme dubitative, que cet
Acron pourrait avoir été un affranchi de C. Clodius
Marcellus, premier mari d'Octavie, sœur de l'empereur,
acquérerait une grande probabilité.

Ce ne sont là, sans doute, que des vraisemblances ; mais
elles s'accordent entre elles et se déduisent très naturellement du petit nombre de textes qui nous restent.
Si l'on ne veut pas les accepter comme des probabili-
tés fort sérieuses, il sera tout à fait impossible de dire
quel empereur a eu pour médecin Acron. Il y a plus,
l'attribution à un autre empereur deviendra d'autant
plus difficile et invraisemblable que ce prince sera plus

---

(1) *Acutar.*, lib. III, cap. VIII. — « Etenim quidam, sicut Clodius,
Asclepiadis sectator, memoravit. » — *Ibid.*, *Tard.*, lib. IV, cap. IX :
« Etiam a Clodio historia curationis data. »

éloigné des commencements de l'empire, parce qu'alors
la mention de Cœlius Aurelianus n'aura plus d'application possible.

N° 4.

ΤΙΒΕΡΙΩΙ ΚΛΑΥΔΙΩ
ΚΟΥΙΡΕΙΝΑΙ
ΜΕΝΕΚΡΑΤΕΙ ΙΑΤΡΩΙ
ΚΑΙΣΑΡΩΝ ΚΑΙ ΙΔΙΑΣ
ΛΟΓΙΚΗϹ ϹΝΑΡΤΟΥΣ
ΙΑΤΡΙΚΗΣ ΚΤΙΣΤΗΙ ΕΝ
ΒΙΒΛΙΟΙΣ P̄N̄ϛ ΔΙΩΝ
ΕΤΕΙΜΗΘΗ ΥΠΟ ΤΩΝ ΕΝ
ΛΟΓΙΜΩΝ ΠΟΛΕΩΝΨΗΦΙΣ
ΜΑΣΙΝ ΕΝΤΕΛΕΣΙΟΙ ΓΝΩΡΙΜΟΙ
ΤΩΙΕΑΥΤΩΝΑΙΡΕΣΙΑΡΧΗΙΤΟΗΡΩΟΝ

Smetius. p. 96, 15. — In hortis S^{ti} Pauli ad viam Ostiensem, in ara marmorea elegan-
tissima, Litera pulchra. — Mercuriali, variar. Lect. liv. III, cap. XXII. — In urbe ad
D. Pauli servatur. — Corp. inscr. Græc., n° 6,607. — Gruter, p. 581, 9.

Τιβερίῳ Κλαυδίῳ,
Κουϊρείνα,
Μενεκράτει, ἰατρῷ
Καισάρων καὶ ἰδίας,
λογικῆς, ἐναργοῦς
ἰατρικῆς κτίστῃ, ἐν
βιβλίοις P̄N̄ϛ δι' ὧν
ἐτιμήθη ὑπὸ τῶν ἐν-
λογίμων (?) πόλεων ψηφίσ-
μασιν ἐντελέσι. Οἱ γνώριμοι
τῷ ἑαυτῶν αἱρεσιάρχῃ τὸ ἡρῷον.

C'est-à-dire :

« A Tiberius Claudius Ménécrates, de la tribu Quirina, médecin
des Césars et inventeur d'une médecine qui lui est propre,
bien déduite et clairement exposée en 156 livres; pour
lesquels il a été honoré par des décrets insignes des villes.....
Les principaux (de son école ont dédié) ce monument à leur
chef. »

Nous avons encore ici un médecin grec élevé à la
cité romaine et inscrit dans la tribu Quirina comme la

plupart de ses campatriotes. Il fut le médecin des empereurs Tibère et Claude. Galien en fait souvent mention et nous donne quelques détails sur le grand ouvrage dont il est question dans notre inscription. Cet ouvrage était intitulé : αὐτοχράτωρ ὁλογράμματος ; c'est-à-dire *Empereur*, parce qu'il était dédié au prince, et *écrit en toutes lettres*, parce que, à cette époque, les ouvrages de matière médicale donnaient en signes abrégés les formules de remèdes, ce qui était cause de fréquentes erreurs, et ce qui donnait lieu à des falsifications faciles, inspirées par la jalousie des autres médecins et faites en vue de discréditer les auteurs (1), car les médecins n'étaient pas meilleurs dans ces temps éloignés qu'ils ne le sont encore aujourd'hui où le vieil adage : *invidia medicorum pessima* (2) est toujours en vigueur. Cet ouvrage considérable n'est pas parvenu jusqu'à nous.

Ménécrate avait inventé de nombreuses compositions pharmaceutiques qui nous ont été conservées parce qu'elles ont toujours été et sont encore d'un fréquent usage. Parmi ces dernières se trouve le *Diachylon* dont l'emploi est incessant et pour ainsi dire quotidien.

Bien que l'inscription soit assez incorrecte et difficile à traduire, on peut cependant comprendre que l'ouvrage de Ménécrate était distingué pour sa nouveauté et sa clarté et que c'est pour cela que plusieurs villes lui décernèrent des honneurs et que ses élèves voulurent l'honorer comme chef d'école ce qui s'accorde très-bien avec ce que nous apprend Galien.

---

(1) Galen., *de Composit. medic. per genera*, lib. VII, cap. IX. — *Ibid.*, lib. II, cap. V, ad' finem.

(2) L'envie des médecins est la pire.

No 5.

ΘΕΟΙΣΠΑΤΡΩΟΙΣΥΠΕΡΥΓΕΙΑΣ
ΓΑΙΟΥΣΤΕΡΤΙΝΙΟΥΗΡΑΚΛΕΙΤΟΥ
ΥΙΟΥΞΕΝΟΦΩΝΤΟΣΦΙΛΟ
ΚΑΙΣΑΡΟΣΦΙΛΟΣΕΒΑΣΤΟΥ
ΦΙΛΟΚΛΑΥΔΙΟΥΔΑΜΟΥΥΙΟΥ
ΦΙΛΟΠΑΤΡΙΔΟΣΕΥΣΕΒΟΥΣ
ΕΥΕΡΓΕΤΑΤΑΣΠΑΤΡΙΔΟΣ

Θεοῖς πατρῴοις, ὑπὲρ ὑγείας
Γαΐου Στερτινίου, Ἡρακλείτου
υἱοῦ, Ξενοφῶντος, φιλο-
καίσαρος, φιλοσεβάστου,
φιλοκλαυδίου, δάμου υἱοῦ,
φιλοπάτριδος, εὐσεβοῦς
εὐεργέτα τᾶς πατρίδος.

Oliv. Rayet. — Inscript. inédites des Sporades, île de Cos, n° 3, dans l'Annuaire de l'Association des études grecques, p. 271. Année 1875.

Aux Dieux paternels, pour la santé de Caius Stertinius Xenophon, fils de Héraclite, ami de César, ami d'Auguste, ami de Claude, fils du peuple, ami de la patrie, pieux, bienfaiteur de son pays.

Cette inscription, récemment et pour la première fois, publiée par M. Oliv. Rayet, ancien membre de l'École d'Athènes, est vraiment très-intéressante pour l'histoire de la profession médicale. En effet, outre qu'elle nous présente au complet les noms et prénom du célèbre médecin Xénophon de Cos, c'est-à-dire son nom patronymique grec et les prénom et nom qu'il avait pris en recevant le droit de cité, nous y trouvons la preuve que le Stertinius dont il est question dans Pline le naturaliste (1) et le Xénophon dont parle assez

(1) Hist. nat., lib. XXIX, cap. v.

longuement Tacite (1), sont un seul et même individu,
fait qui n'avait jamais été soupçonné par personne jusqu'à
présent. Bien que les éditions de Pline désignent toutes
son prénom par le sigle Q, c'est-à-dire Quintus, il est
évident que c'est là une faute de copiste, et que le prénom de Caius, donné en toutes lettres par notre inscription, est le véritable. L'erreur était d'ailleurs facile
entre un C et un Q. Les détails dans lesquels entre
Pline à son sujet ne permettent en aucune manière de
douter de l'identité de son Stertinius avec celui de
l'inscription de Cos, malgré cette différence du prénom.
Les inscriptions sont des monuments authentiques qui
n'ont point eu à subir les dangers des copies successives
et répétées.

Le naturaliste latin en effet parle de l'énorme traitement qu'il recevait comme médecin de l'empereur et
des richesses immenses que lui et son frère laissèrent
en mourant à leurs héritiers. Il les fait monter à trente
millions de sesterces. Or nous savons par une autre
inscription trouvée dans l'île de Cos et reproduite par
M. O. Rayet, que ce frère, nommé Tiberius Claudius
Cléonymus, fils d'Héraclite, de la tribu Quirina, avait
été tribun de la 22e légion, Primigenia, en Germanie,
qu'en outre il avait été souvent envoyé auprès des em
pereurs en qualité d'ambassadeur. L'inscription n'omet
pas de mentionner qu'il était frère de Caius Stertinius
Xénophon, car c'était là le grand honneur et le grand
avantage de la famille.

(1) *Ann.*, XII, 61 et 67.

N° 6.

ΤΙΒΕΡΙΟΝ ΚΛΑΥΔΙΟΝ ΗΡΑΚΛΕΙΤΟΥ
ΥΙΟΝ ΚΥΡ-ΚΛΕΩΝΥΜΟΝΤΟΝΑ
ΔΕΛΦΟΝΓΑΙΟΥ ΣΤΕΡΤΙΝΙΟΥ
ΞΕΝΟΦΩΝΤΟΣ ΧΕΙΛΙΑΡΧΗ
ΣΑΝΤΑΕΝΓΕΡΜΑΝΙΑΙΛΕΓΕΩ
ΝΟΣ ΚΒ-ΠΡΙΜΙΓΕΝΙΑΣΔΙΣΜΟ
ΝΑΡΧΗΣΑΝΤΑ ΚΑΙ ΠΡΕΣΒΕΥ
ΣΑΝΤΑΠΟΛΛΑΚΙΣΥΠΕΡΤΗΣ
ΠΑΤΡΙΔΟΣ ΠΡΟΣ ΤΟΥΣ ΣΕΒΑΣ
ΤΟΥΣ ΚΛΑΥΔΙΑ ΦΟΙΒΗ
ΤΟΝΕΑΥΤΗΣΑΝΔΡΑΚΑΙΕΥΕΡΓΕ
ΤΗΝΑΡΕΤΗΣΕΝΕΚΑΚΑΙΕΥΝΟΙΑΣ

Τιβέριον Κλαύδιον, Ἡρακλείτου
υἱὸν, Κουἱρ(είνᾳ), Κλεώνυμον, τὸν ἀ-
δελφὸν Γαΐου Στερτινίου
Ξενοφῶντος, χειλιαρχή-
σαντα ἐν Γερμανίᾳ λεγεῶ-
νος ΚΒ πριμιγενίας δὶς μο-
ναρχήσαντα καὶ πρεσβεύ-
σαντα πολλάκις ὑπὲρ τῆς
πατρίδος πρὸς τοὺς Σεβασ-
τούς· Κλαυδία Φοίβη
τὸν ἑαυτῆς ἄνδρα καὶ ἐυεργέ-
την, ἀρετῆς ἕνεκα καὶ εὐνοίας.

Oliv. Rayet., loc. supra cit.,

Claudia Phœbe (a honoré), à cause de sa vertu et de sa bonté, son
mari et bienfaiteur, Tiberius Claudius Cleonymus, fils d'Héraclite, de la tribu Quirina, frère de Caius Stertinius Xénophon,
tribun de la 22° légion Primigenia en Germanie, deux fois
(revêtu de la dignité de) monarque et plusieurs fois envoyé en
ambassade dans l'intérêt de son pays auprès des Augustes.

Il est à peu près certain que les ambassades dont il
est ici question, avaient pour objet l'obtention tout à
la fois de priviléges personnels et de l'exemption de
tous tributs pour l'île de Cos dont parle Tacite et que
Claude accorda aux prières de son médecin Xénophon ;

ainsi que le droit d'asile pour le temple d'Esculape et d'Hygie qui étaient les dieux pénates de l'île de Cos (1). Le récit de Tacite confirme pleinement l'identité du Stertinius de Pline avec ce Xénophon et c'est maintenant un fait acquis et incontestable.

Qui pourrait croire que ce médecin accablé d'honneurs, de richesses et de priviléges par la libéralité de l'empereur Claude, soit cependant devenu l'empoisonneur et l'assassin de ce prince? C'est pourtant ce que rapporte Tacite comme un écho de la rumeur publique. Mais les circonstances racontées par lui sur cet empoisonnement, d'après les bruits qui couraient à Rome, ne sont pas d'une vraisemblance telle qu'on puisse les accepter sans beaucoup d'hésitation. D'ailleurs on ne voit pas bien l'intérêt que Xénophon aurait eu à commettre ce crime abominable, et il faut toujours se méfier en pareilles matières des rumeurs populaires trop promptes à accuser les gens en grande faveur et élevés au faîte des honneurs et des richesses.

N° 7.

L. ARRVNTIO
SEMPRONIANO
ASCLEPIADI
IMP. DOMITIANI
MEDICO. T. F. I.
IN. FRONTE. P. XX. IN. AG. P. XX.

Reinesius, p. 608, 3. — Romæ, via Nomentana prope S. Agnetis sedem. — Fabretti, 301, 280. — Vid. Plin., *Hist. nat.*, lib. XXIX, cap. v.

L(ucio) Arruntio Semproniano Asclepiadi, imp(eratoris) Domitiani medico, t(estamento) f(ieri) j(ussit). In fronte p(edes) 20, in ag(ro) p(edes) 20.

(1) Le droit d'asile pour le temple d'Esculape avait déjà été demandé à Tibère par une ambassade de Cos. — Vid. Tacit., *Ann.*, IV, 14.

Nous trouvons dans les textes anciens un grand
nombre de médecins portant le nom d'Asclépiades.
C'était là leur nom patronymique auquel ils avaient
l'habitude d'ajouter des noms romains lorsqu'ils se
fixaient à Rome ou qu'ils y recevaient le droit de cité
qui les obligeait à s'inscrire dans une tribu. C'est ainsi
que Galien en se fixant à Rome y reçut ou prit celui de
Claudius. Nous n'entendons pas toutefois soutenir que
ce nom d'Asclépiade sous lequel nous connaissons beaucoup de médecins anciens ait été toujours leur nom
patronymique. Il est au contraire tout à fait probable
que beaucoup le prenaient, soit parce qu'ils appartenaient à l'école du célèbre médecin de ce nom, ami de
César et de Cicéron, comme nous avons vu ci-dessus
que l'était le médecin d'Auguste, Artorius ; soit parce
qu'ils avaient été ou étaient encore revêtus du sacer-
doce dans les temples d'Esculape.

Quoi qu'il en soit, le Lucius Arruntius de notre inscription est indubitablement le même dont fait mention
Pline l'Ancien (1) et qu'il signale comme un des plus
célèbres et des plus riches de son temps. Les émoluments qu'il recevait de l'empereur, auquel il donnait
des soins, se montaient à deux cent cinquante mille
sesterces, si l'on en croit le naturaliste.

Le nom de Sempronianus indique qu'il était probablement un affranchi d'un Sempronius.

La plupart des historiens de la médecine, et le judicieux Daniel Leclerc entr'autres, ont cru qu'il s'était
trouvé des Romains de familles considérables qui

_____

(1) *Hist. nat.*, lib. XXIX, cap. v.

avaient exercé la médecine dès le commencement de
l'Empire. C'est là une complète erreur que l'étude des
inscriptions met dans la plus grande évidence. En effet, ces noms romains sont tous des noms d'adoption
qui étaient donnés à ces médecins au moment où ils
recevaient le droit de cité, ou bien des noms qu'ils
prenaient des patrons qui les affranchissaient. Mais leurs
désignations patronymiques étaient grecques comme
nous le voyons dans toutes les inscriptions qui leur sont
consacrées. Nous ne craignons pas d'affirmer que de
tous les médecins libres dont les noms romains sont
venus jusqu'à nous, pas un n'était de race latine ; tous
à peu près étaient grecs d'origine et avaient étudié
dans les écoles grecques. Pline l'Ancien qui a parlé d'un
assez grand nombre de médecins en haute renommée à
Rome, les désigne habituellement par leur appellation
latine. Mais lorsqu'on trouve des monuments épigraphiques où leurs noms sont en général complets, on
acquiert la preuve que ces personnages étaient toujours
des Grecs. Nous venons d'en voir deux exemples dans
les inscriptions nos 5 et 7, consacrées à Stertinius et à
Arruntius.

Les deux inscriptions suivantes appartiennent bien à
des médecins d'empereurs ; mais ils n'ont laissé aucune
trace dans l'histoire. Plus tard peut-être découvrira-
t-on quelques documents qui nous éclaireront sur leur
compte.

N° 8.

D.   M.

TI. CLAVDIO ANIO
SABINIANO
MEDICO AVG
PEDANIVS RVFVS
AMICVS

Gruter, p. 1111, 5. — Ara in S. Crucis. — Grutero Sirmondus qui vidit.

D(iis) m(anibus), Ti(berio) Claudio An(t)o Sabiniano, medico Aug(usti), Pedanius Rufus, amicus.

Aux dieux mânes, à Tiberius Claudius Antus Sabinianus, médecin d'Auguste, Pedanius Rufus, son ami.

N° 9.

ΤΙ ΚΛΑΥDΙω
ΑΛΚΙΜω ΙΑΤΡω
ΚΑΙCΑΡΟC ΕΠΟΙ
ΗCΕ ΡΕCΤΙΤΟ
ΥΤΑ ΠΑΤΡω
ΝΙ ΚΑΙ ΠΑΘΗC
ΗΘΗΑCΑ
ΤωΚΑCΑΞΙω
ΕΖΗΕΤΗ
ΠΒ̄

Τιβερίῳ Κλαυδίῳ
Ἀλκίμῳ ἰατρῷ
Καίσαρος, ἐποίησε
Ρεστιτοῦτα πατρώνι
καὶ προνοητῇ (?) ἀγαθῷ
καὶ ἀξίῳ · ἔζη ἔτη
πβ'

Smetius, p. 96, 14. — Ad radices Capitolini, Tiberim versus. — Gruter, p. 581, 10.

A Tiberius Claudius Alcimus, médecin de César; Restituta à son patron et à son soutien bon et méritant; il vécut 82 ans.

Nous venons de donner les inscriptions qui nous ont conservé les noms des principaux médecins d'empe-

R. BRIAU.   A

reurs, soit sur des monuments honorifiques, soit sur des stèles funéraires. Mais outre ces noms dont la plupart sont restés plus ou moins célèbres dans la médecine, les historiens généraux nous en ont fait connaître d'autres qui ont joué auprès des souverains un double rôle et qui, à cause de cela, ont trouvé leur place dans le récit des événements que ces écrivains nous ont transmis.

Nous avons d'abord le médecin d'Auguste, Antonius Musa, qui est trop connu pour que nous nous arrêtions à en parler. Disons seulement qu'il avait un frère, nommé Euphorbe, médecin du roi Juba, lequel a, le premier, fait connaître la plante médicinale qui a pris son nom de lui et qui est restée dans nos répertoires de thérapeutique et de matière médicale ; à ce titre, son nom mérite de trouver place ici.

Livia, appelée aussi Livilla, sœur de Germanicus et devenue belle-fille de Tibère par son mariage avec Drusus César, avait pour ami et pour médecin Eudème qu'elle avait attiré dans son intimité. Ce malheureux, pour s'être prêté trop facilement à des confidences dangereuses, car il s'agissait d'empoisonner le fils de l'empereur, Drusus, fut mis à la torture et paya de sa vie la faute qu'il avait commise en sortant de ses attributions médicales, pour se laisser entraîner dans des intrigues coupables. Il eut peut-être aussi l'honneur périlleux d'être favorisé des bonnes grâces intimes de sa puissante cliente et amie. C'est Pline qui l'affirme, non sans une grande vraisemblance (1).

_____

(1) *Hist. nat.*, lib. XXIX, cap. viii. — Tacit., *Ann.*, lib. IV, cap. iii et xi.

On trouve encore dans la maison de Tibère un médecin qui fit preuve, en une circonstance assez critique,
de présence d'esprit et de savoir-faire. Il se nommait
Chariclès, et Tacite raconte en ces termes ce qui lui
arriva (1) : « Voici comment on découvrit que Tibère
« approchait de ses derniers moments. Il y avait un
« médecin célèbre en son art qui se nommait Chariclès.
« Il n'était pas le médecin habituel de l'empereur,
« mais parfois cependant il lui donnait des avis. Ce
« Chariclès feignit d'être obligé de se retirer pour des
« affaires particulières; puis, en baisant la main du
« prince, sous prétexte de s'acquitter d'un devoir, il lui
« tâta le pouls. Tibère ne s'y trompa pas, et on ne sait
« s'il en fut offensé; mais comprimant d'autant plus sa
« colère, il ordonna de reprendre le repas et resta à
« table plus longtemps que d'habitude, comme pour
« faire honneur à son ami près de partir. Chariclès
« affirma à Macron que l'empereur s'éteignait et qu'il
« n'avait pas plus de deux jours à vivre. » Suétone confirme ces détails d'une manière plus sommaire (2).

Un peu plus tard, Vectius Valens, médecin de Messa-
line, est signalé par Pline l'Ancien (3) comme adonné

---

(1) *Ann.*, lib. VI, cap. L. — « Eum appropinquare supremis tali
modo compertum. Erat medicus arte insignis, nomine Charicles,
non quidem regere valetudinem principis solitus, concilii tamen co-
piam præbere. Is velut propria ad negotia digrediens, et per spe-
ciem officii manum complexus, pulsum venarum attigit. Neque
fefellit; nam Tiberius, incertum an offensus tantoque magis iram
premens, instaurari epulas jubet, discumbitque ultra solitum, quasi
honori abeuntis amici tribuerat. Charicles tamen labi spiritum nec
ultra biduum duraturum Macroni firmavit. »

(2) *Tiber.*, cap. LXXII.

(3) *Hist. nat.*, lib. XXIX, cap. v. — « Exortus deinde est Vectius

à l'éloquence et comme auteur d'une nouvelle secte médicale qu'il établit grâce à son influence auprès de l'Impératrice dont il fut l'un des nombreux favoris, ce qui lui coûta la vie, au dire de Tacite (1).

Tels sont les médecins des princes qui nous ont paru mériter de trouver place ici. Comme on peut le voir, aucun n'y est décoré du titre d'archiâtre, même parmi ceux qui sont postérieurs au principat de Néron.

Valens, adulterio Messalinæ, Claudi Cæsaris, nobilitatus, pariterque eloquentiæ adsectator. Is eam potentiam nactus, novam instituit sectam. »

(1) Tacit., *Ann.*, lib. XI, cap. xxxv.

CHAPITRE III.

La coutume d'établir des médecins publics dans les villes existait très-anciennement dans diverses contrées et principalement dans les pays Helléniques. On comprend que des peuples chez lesquels la science médicale s'était élevée à une grande hauteur et avait acquis dans la pratique des développements considérables, devaient la tenir en grand crédit et lui accorder une influence d'autant plus juste et plus puissante que les services qu'elle rendait étaient plus notoires et mieux appréciés par les populations. C'était donc pour les magistrats qui gouvernaient les villes, un devoir et tout à la fois un moyen de se populariser, que de veiller à la santé des citoyens et de leur assurer des secours médicaux dans leurs maladies. C'était aussi un besoin pour eux d'avoir recours à la science des médecins et de les consulter dans une foule de cas où leurs conseils éclairés étaient nécessaires.

Nous avons plusieurs témoignages prouvant qu'il en était ainsi dans les diverses contrées de la Grèce où se trouvaient en effet les médecins les plus instruits, les plus expérimentés en même temps que les plus intelligents et les plus humains. Le premier de ces témoi-

gnages pour les temps historiques, se trouve dans
Hérodote (1). Cet historien rapporte que Démocède de
Crotone devint successivement médecin public, engagé
d'abord par la ville d'Egine à raison de un talent (2)
par an; puis par celle d'Athènes avec un traitement
de cent mines (3) chaque année; et enfin par Polycrate,
tyran de Samos, qui lui donna annuellement deux ta-
lents (4). M. Wescher, dans son voyage en Grèce, a
rencontré une inscription constatant un fait de ce genre.
Nous avons nous-même, dans une autre partie de cet
ouvrage (5), parlé d'un médecin nommé M. Ulpius
Sporus, qui, après avoir fait partie du service de santé
militaire dans la cavalerie, avait été engagé par la ville
de Ferentinum, ainsi que nous l'apprend son inscription
funéraire.

D'autre part, Strabon raconte que chez les Marseillais, d'où cet usage se répandit dans quelques parties
de la Gaule, les particuliers et les villes engageaient
également des sophistes et des médecins, moyennant un
salaire annuel (6) et Strabon parle de cela comme d'un
usage déjà ancien, et, en tous cas, antérieur au siège
de Marseille par l'armée de Jules César. Le rapprochement des sophistes et des médecins dans ce passage du
géographe grec laisse facilement soupçonner que ces

---

(1) *Histor.*, lib. III, cap. cxxxi et seqq.
(2) 5,500 fr. environ.
(3) 9,200 fr. environ.
(4) 11,000 fr. environ.
(5) *Du service de santé militaire chez les Romains*, p. 81.
(6) Strab., *Geograph.*, lib. IV, cap. I, sect. v. — Σοφιστὰς γοῦν
ὑποδέχονται τοὺς μὲν ἰδίᾳ, τοὺς δὲ (πόλεις) κοινῇ μισθούμενοι καθάπες καὶ
ἰατροὺς.

médecins appointés et officiellement engagés par les
villes, y avaient, entr'autres fonctions, celle d'enseigner
la médecine. On sait d'ailleurs, et notre auteur le dit
dans le même chapitre d'où nous extrayons ces faits,
que Marseille, digne fille de la Grèce, était riche en
moyens d'instruction et était considérée comme l'A-
thènes de l'Occident. Ses écoles ouvertes aux Barbares
excitèrent l'émulation des Gaulois à ce point que les
formules des contrats furent rédigées en grec, et que
les particuliers et les villes s'habituèrent à imiter les
coutumes civilisatrices des Marseillais.

Ces témoignages dont il serait facile d'augmenter le
nombre, suffiront pour démontrer que l'usage d'établir
des médecins publics salariés dans les villes, remonte
à une haute antiquité, et que cette coutume était florissante dans plusieurs contrées avant que celles-ci eussent été conquises par les Romains. Les villes trouvaient
dans cet usage établi spontanément un moyen de
mettre à profit la science et la bonne volonté des médecins dont elles appréciaient très-fort les services, et
aussi d'honorer, en les élevant à des fonctions utiles et
enviables, les hommes qui, sous d'autres rapports, leur
avaient apporté gloire et profit.

Les empereurs romains trouvèrent donc cette coutume établie dans un bon nombre de villes; et, comme
la médecine jouissait d'une grande faveur depuis le
décret de Jules César, non-seulement ils respectèrent
cet usage provincial, mais encore ils accordèrent à ces
médecins officiels et publics et aux municipes qui les
avaient établis, des immunités particulières, en raison
de l'utilité et de l'importance de cette fonction. Ces

souverains, en effet, qui avaient absorbé tous les pouvoirs à Rome, avaient pour politique de favoriser l'esprit provincial, et ils accordaient aux villes des chartes relativement libérales pour compenser, sans doute, la privation absolue de droits politiques dont étaient frappées les provinces réduites ou incorporées.

Toutefois, il est permis de croire que certaines villes avaient abusé de cette tolérance et même de cette protection des empereurs, en multipliant outre mesure et sans aucune utilité le nombre de ces médecins publics. La cause de cet abus est évidente; en effet, ces médecins n'étaient pas seulement salariés par les villes dont ils recevaient un traitement; mais, en outre, ils jouissaient d'immunités importantes au moyen desquelles ils échappaient à la plupart des charges publiques et privées, telles que l'exemption de la tutelle, celle de loger les soldats ainsi que les prestations de toutes sortes. Les médecins avaient donc un grand intérêt à se faire nommer médecins publics et comme leur influence était considérable dans les villes, les curies ou conseils municipaux s'étaient, sans aucun doute, laissé aller à en élever un trop grand nombre à ces fonctions, de sorte qu'il résultait de cet abus un préjudice pour l'État, et une inégale répartition des charges publiques.

C'est ce qu'on doit logiquement inférer d'un décret de l'empereur Antonin le Pieux qui éleva à la hauteur d'une institution publique, applicable dans tout l'empire, l'usage des médecins publics dont les fonctions n'étaient établies jusque-là que dans un certain nombre de villes et uniquement en vertu de la coutume. Il n'est même point invraisemblable que cette coutume existât déjà dans beaucoup d'endroits à l'état d'institution établie. Dans ce cas, l'empereur, par son rescrit, n'aurait fait que la sanctionner, la régulariser et la généraliser dans un but fiscal, ou du moins pour restreindre et définir les immunités dont jouissaient ces médecins municipaux. Il n'aurait fait alors, comme nous dirions aujourd'hui, qu'un règlement d'administration publique.

Quoi qu'il en soit, voici en quels termes est conçu le statut d'Antonin, en ce qui concerne les médecins municipaux, car il s'occupe aussi de beaucoup d'autres fonctionnaires : « Les moindres villes peuvent avoir « cinq médecins jouissant de l'immunité, trois sophistes « et autant de grammairiens; les villes plus impor- « tantes peuvent avoir sept médecins et quatre profes- « seurs de l'une et l'autre science ; enfin les plus grandes « villes peuvent avoir dix médecins, cinq rhéteurs et « autant de grammairiens. Au-dessus de ce nombre, « même les plus grandes villes ne pourront conférer « l'immunité. Il convient que le nombre le plus élevé « soit appliqué aux métropoles des peuples; le second « aux villes qui ont une cour de justice ou un lieu de « judicature et que le moindre nombre s'applique au « reste des villes. Il n'est permis de dépasser ces « nombres ni par ordonnance de la curie, ni par un « autre moyen quelconque ; mais il est loisible de le « diminuer parce qu'il paraît que cela a été introduit « en vue des charges civiles (1). » Il est dit ensuite que

_____

(1) « ...Minores quidem civitates possunt quinque medicos immunes habere et tres sophistas et grammaticos totidem; majores autem civitates septem qui curent, quatuor qui doceant utramque

ces fonctionnaires ne jouiront pas de l'immunité s'ils n'ont pas été inscrits par la curie dans le nombre concédé et s'ils se livrent négligemment à leurs fonctions (1).

On peut considérer ce texte comme la charte d'institution des archiâtres municipaux, bien que le titre d'archiâtre n'y soit pas écrit, même dans le texte grec. Mais nous verrons tout-à-l'heure que, en dehors de ce statut, il existe des preuves directes que ces médecins furent plus tard désignés sous le nom d'archiâtres. Du reste, Antonin adressa cette ordonnance aux communautés d'Asie, certainement parce que les fonctions de médecins publics étaient beaucoup plus communément répandues dans ces contrées que partout ailleurs. On peut même dire que c'est là qu'elles avaient pris naissance. Mais, ainsi qu'il est dit dans le *Digeste*, le rescrit de l'empereur n'en fut pas moins applicable dans tout l'univers Romain. Toutefois, il résulte de ses termes mêmes que l'institution des médecins municipaux ne fut point obligatoire, ni imposée aux villes; elle fut seulement réglementaire et restrictive.

doctrinam; maximæ autem civitates decem medicos et rethores quinque et grammaticos totidem. Supra hunc autem numerum, ne maxima quidem civitas immunitatem præstat. Decet autem maximo quidem numero uti metropoles gentium; secundo autem, quod habent vel forum causarum, vel loca judiciorum; tertio autem, reliquas. — Excedere quidem hunc numerum non licet neque sententia senatus neque alia qua adinventione; minuere autem licet quoniam pro civilibus muneribus hoc introductum esse apparet. » *Digest.*, lib. XXVII, tit. I, VI, § 2, 3 et 4.

(1) « Et utique non aliter de immunitate hac fructum habebunt, nisi decreto senatus inscripti fuerint numero concesso, et circa operationem se negligenter habeant. » Id., *ibid*.

La plupart des empereurs qui occupèrent le principat après Antonin le Pieux, confirmèrent cette charte
et, en général, en précisèrent les termes, la commen-
tèrent en expliquant son esprit et son but et augmentèrent les priviléges et les immunités qu'elle contient
déjà. On peut voir le détail de ces explications et addi-
tions au même chapitre du *Digeste* et à la suite du statut impérial.

L'analyse de ce document important fait voir que
tous les médecins en province ne jouissaient pas des
mêmes immunités et exemptions des charges publiques.
Cette loi même est publiée dans un chapitre de législation qui traite en particulier des cas de dispenses de la
tutelle : *De excusationibus*; et parmi les diverses catégories de personnes qui en sont exemptées, se trouvent
les médecins publics ou archiâtres municipaux, fonctionnaires officiellement élus par les représentants des
villes ou municipes, à l'exclusion des autres médecins
exerçant leur profession dans les mêmes villes : c'est
même justement ce privilége attaché, ainsi que plusieurs autres, à la fonction de médecin municipal, qui
motive la fixation de leur nombre.

On doit reconnaître aussi que les cités, presque
toutes de nation hellénique, qui avaient pris l'initiative de s'attacher ainsi très-anciennement des médecins
publics, avaient de la profession médicale la plus haute
idée, contrairement à ce qui avait lieu à Rome pendant
la période de la république libre. C'est là un fait qu'on
ne saurait trop mettre en relief que la médecine était
particulièrement en honneur dans les pays grecs dès la
plus haute antiquité, parce qu'elle y avait eu tout d'a-

bord une direction scientifique qui imprimait à ceux qui l'exerçaient une véritable dignité et obligeait les autres au respect et à la confiance. Ajoutons qu'elle n'y fut presque jamais exercée par des esclaves et qu'une loi d'Athènes en interdisait l'exercice à ces derniers.

C'était donc à la fonction d'archiâtre municipal qu'étaient accordés, dans les villes de province, les priviléges et les immunités des charges publiques, indépendamment des autres avantages attachés à ce titre. Mais il ne paraît pas qu'il en ait été ainsi à Rome. Le décret de Jules César n'avait point formulé d'exceptions, et tous les médecins y jouissaient indistinctement de l'exemption de la tutelle et de la curatelle. C'est du moins ce qui semble bien résulter du texte suivant conservé dans les *institutes* de Justinien : « A Rome les « grammairiens, les rhéteurs et les médecins, ainsi que « ceux qui exercent ces professions dans leur pays *et* « *qui sont compris dans le nombre fixé*, sont exemptés « de tutelle ou de curatelle (1). » Il nous paraît évident que l'expression de *Romœ medici*, les médecins de Rome, mise ainsi en regard de ceux qui exercent leur art en province, mais compris dans le nombre fixé, fait bien ressortir que, dans le premier cas, tous les médecins, sans exception ni réserve, jouissaient de l'immunité, tandis que, dans le second, les élus seuls des représentants des villes étaient appelés à en profiter. Car il n'y a aucun doute que l'expression *dans le nombre*, *in numerum*, désigne bien les médecins fonctionnaires

(1) « Romœ, grammatici, rhetores et medici, et qui in patria sua id exercent et intra numerum sunt, a tutela vel cura habent vacationem. » *Instit. Justin.*, lib. I, tit. XXV, § 15.

des villes institués par Antonin. On trouve cette même expression dans beaucoup de textes de droit romain ; et elle a toujours la portée et la signification qui lui est donnée ici.

Nous nous sommes souvent servi, dans les pages qui précèdent, du terme de médecin municipal pour désigner les Archiâtres des villes de province. C'est, qu'en effet, cette désignation nous paraît exactement appropriée à leur origine et à leur situation comme fonctionnaires des municipes; car ils étaient nommés par les représentants des villes. Ulpien nous l'apprend dans un texte conservé au *Digeste*, lequel ne laisse sur ce point aucune place au doute, en même temps qu'il nous montre de quelle manière se faisait l'élection de ces archiâtres. « Le pouvoir d'introduire « des médecins dans le *nombre fixé*, » dit-il, « n'appar- « tient point au président de la province, mais au con- « seil et aux propriétaires de chaque cité, afin que, « assurés de leur probité, de leur moralité et de leur « habileté dans l'art, ils choisissent ceux auxquels ils « se confient eux et leurs enfants dans leurs mala- « dies (1). »

Ainsi le gouvernement se désintéresse absolument du choix et de la nomination des médecins publics des villes provinciales et ne veut pas que son représentant dans la province, le Président, intervienne dans cette

---

(1) « Medicorum *intra numerum præfinitum* constituendorum arbitrium non præsidi provinciæ commissum est, sed ordini et possessoribus cujusque civitatis; ut certi de probitate morum et peritia artis eligant ipsi quibus se liberos que suos in ægritudine corporum committant. » *Digest.*, lib. L, tit. IX, 1.

élection. Ce fait prouve bien que le statut d'Antonin le
Pieux n'était qu'une loi de réglementation et que la médecine publique était l'œuvre spontanée de certaines
villes dans des pays où cet art était apprécié et honoré.

Il est important de remarquer ici le mode de nomination des archiâtres municipaux. Ils sont choisis par le
conseil de chaque cité, *Ordo*; mais, pour des raisons
qu'il est aisé de deviner, la loi exige qu'aux membres
de ce conseil viennent s'adjoindre les principaux propriétaires du pays, ce qui était certainement une excel-
lente garantie d'un choix éclairé et exempt de partialité.
La loi prévoyait bien que dans les villes de médiocre ou
de moyenne importance, le conseil pouvait être composé de citoyens jaloux, envieux, ambitieux, animés, en
un mot, de passions mesquines. Il s'agissait, d'ailleurs,
d'une dépense assez importante et sur laquelle il était
de toute justice d'avoir l'avis et le consentement des
citoyens les plus riches et les plus imposés qui étaient
responsables aux yeux du gouvernement et qui avaient
le plus grand intérêt à ne pas multiplier les dépenses
au delà des besoins.

L'adjonction des principaux propriétaires au conseil
de la cité dans cette circonstance se justifie donc à tous
les points de vue, et doit être regardée comme une mesure d'autant plus sage que le gouvernement ne se
réservait pas même le droit d'approuver ou de casser les
élections qui étaient faites, et que, par conséquent, il
n'y aurait eu sans cela aucun moyen de contrôle ou de
pondération dans les choix du conseil. La loi laissait,
d'ailleurs, aux décurions ou conseillers municipaux le
soin de constituer les salaires de ces médecins en dehors

de toute action du Président de la province (1). Les
élus, aussitôt après leur nomination, recevaient l'inves-
titure par un décret de la curie; et c'était ce décret
qui, en leur conférant les fonctions d'archiâtre, leur
assurait, en même temps, les immunités et les salaires
qui y étaient attachés.

Lorsqu'une vacance se produisait dans le collége
des archiâtres d'une ville, soit par démission, soit par
décès, soit par révocation d'un membre, le remplacement avait lieu suivant les formes prescrites et par le
soin des mêmes électeurs dont nous venons de parler.
Ces médecins pouvaient donc être destitués dans certains
cas que la loi nous signale. Elle nous dit, en effet, que
s'ils remplissaient leurs fonctions avec négligence, ou
bien si leur conduite n'était pas régulière, ou si leur moralité laissait à désirer, ils tombaient sous le coup de la
même autorité qui les avait nommés et qui conservait
le droit de les révoquer (2). Ainsi l'organisation et le
mode de recrutement des archiâtres municipaux sont
suffisamment connus par les faits qui précèdent et se
déduisent naturellement d'un assez grand nombre de
textes qui nous ont été conservés et dont nous avons
reproduit les principaux. Peut-on en dire autant des
fonctions qu'ils avaient à remplir?

Pour répondre à cette question, les documents sont

---

(1) *Cod. Just*, lib,. X, tit. LIII 5. — *Digest.*, lib. L, tit. IX, 5.

(2) « Et utique non aliter de immunitate hac fructum habebunt
nisi decreto senatus inscripti fuerint numero concesso, et circa
operationem se negligenter non habeant... sed et reprobari medicum
posse a republica, quamvis semel probatus sit. » *Digest.*, lib. XXVII,
tit. I, §§ 4 et 6.

moins nombreux et moins explicites. Cependant parmi
les devoirs dont l'accomplissement incombait à ces
médecins officiels, il en est deux sur lesquels on ne
peut guère conserver de doute. Le premier était la
charge de donner des soins aux pauvres; et le second
était celle de faire des élèves et de leur enseigner
la médecine dans des leçons publiques ou particulières et suivant le mode qui leur semblait le meilleur et en s'entendant sur ces fonctions avec les
conseils des villes où ils les exerçaient. En effet, nous
lisons dans un article du code de Justinien qu'il est
recommandé aux archiâtres, attendu qu'ils ont des
traitements prélevés sur les biens du peuple, de donner
honnêtement leurs soins aux pauvres plutôt que de
servir honteusement les riches. Le texte ajoute que s'il
leur est permis d'accepter le salaire qu'offrent les gens
bien portants pour les services rendus, ils doivent refuser les promesses que leur font ceux qui sont en
danger (1). Cette dernière prescription se retrouve
dans beaucoup de législations modernes qui ne permettent pas aux malades de tester en faveur de leurs
médecins.

Il est de même recommandé à ces archiâtres d'enseigner leur science et de transmettre aux jeunes gens
les règles de l'art. « Nous ordonnons, » dit un article
de loi, « que des honneurs leur soient rendus et que
« des émoluments leur soient alloués, afin qu'ils aient

(1) « Archiatri scientes annonaria sibi commoda a populi commodis ministrari, honeste obsequi tenuioribus malint quam turpiter
servire divitibus. — Quos etiam expatimur accipere quæ sani
offerunt pro obsequiis, non ea quæ periclitantes pro salute promittunt. » *Cod. Just.*, lib. X, tit. LIII, 9.

« la facilité d'instruire des élèves dans les études libé-
« rales et dans les sciences en question (1). » Il nous
semble donc incontestable que les lois enjoignaient aux
médecins publics de donner des soins aux pauvres et
d'enseigner leur science. C'était là vraiment le but,
sinon unique, au moins principal de leur institution.
Et ce fait nous aide à comprendre comment cette coutume prit naissance et se généralisa au milieu des
nations helléniques où la médecine fut toujours en
honneur et où la civilisation si rapidement développée
par la culture générale des sciences et des arts, avait
de bonne heure adouci les mœurs et fait apprécier les
études utiles. On comprend aussi comment elle s'in-
troduisit si difficilement et si tard dans le milieu romain
qui ne faisait aucun cas des arts, et dans lequel, d'ailleurs, la médecine ne se présentait que sous la forme
d'esclaves, d'affranchis ou d'étrangers, c'est-à-dire de
ce qu'il y avait de plus dédaigné et de plus abject dans
la société romaine.

Outre les deux attributions essentielles dont nous
venons de parler, il en est d'autres qui, selon toute
probabilité, incombaient également aux médecins publics. Il est du moins permis de le conjecturer en l'absence de textes positifs, et cela d'après ce que nous
savons du développement des besoins créés par la civilisation raffinée des Grecs. De bonne heure, ils s'occupèrent de l'embellissement et de l'assainissement de
leurs villes. Dans certains cas spéciaux qui échappaient

_____

(1) « Mercedes etiam eis (archiatris) et salaria reddi jubemus quo
facilius liberalibus studiis et memoratis artibus multos instituant. »
Cod. Just., lib. X, tit. LIII, 6.

à leur compétence, les juges comprenaient qu'il leur était nécessaire de s'éclairer. Les gouvernements eux-mêmes cherchaient les moyens de prévenir les épidémies et de préserver les populations des endémies qui les décimaient. Enfin tout le monde dut sentir le besoin d'avoir une police médicale, de prendre des mesures d'hygiène publique et de constituer un commencement de médecine légale. Il est très-légitime de penser que, dans les provinces helléniques , toutes ces études reçurent une application plus ou moins étendue et que cette application dut naturellement rentrer dans les attributions des médecins publics. Les œuvres qui nous sont restées sous le nom d'Hippocrate portent de nombreux indices qu'il en était ainsi. Il est utile de bien spécifier que ces conjectures ne s'appliquent qu'à certaines contrées ; car il est positif, comme nous l'avons fait voir précédemment, que dans le pays latin et dans le milieu romain, rien de pareil n'eut lieu.

Cette considération nous amène à rechercher vers quelle époque les médecins publics furent honorés du titre d'archiâtres, car de nombreux documents de toute nature et et même des textes de loi leur donnent ce titre, sous lequel ils furent presque toujours désignés à partir du IVe siècle.

Le statut d'Antonin qui organise et établit, par une réglementation spéciale, les médecins publics, ne leur donne point ce titre. L'empereur Constantin est le premier qui les désigne sous ce nom dans le décret suivant : « Nous ordonnons que les médecins et principa- « lement les *archiâtres* et les *ex-archiâtres*, les grammai- « riens et les autres professeurs de belles-lettres et de

« législation, avec leurs femmes et leurs enfants et les
« biens qu'ils possèdent dans leurs cités soient exemp-
« tés de tout impôt et de toutes charges civiles et pu-
« bliques, de recevoir des hôtes dans leurs provinces...,
« etc. (1). » Les termes de ce décret et surtout ceux qui
sont relatifs aux biens possédés et à l'immunité de
loger des hôtes, démontrent qu'il s'agit bien ici d'archiâtres habitant les provinces et non point de ceux du
palais auxquels ces expressions ne sont pas applicables.
Il existait donc sous Constantin des ex-archiâtres municipaux, c'est-à-dire des archiâtres qui n'étaient plus en
exercice, mais qui l'avaient été avant son principat. Et,
à dater de cette époque, les médecins municipaux sont
constamment signalés sous ce titre.

Il est à peu près indubitable que la coutume d'appe-
ler archiâtres les médecins publics des villes se généralisa à la suite des changements administratifs opérés
dans tout l'empire par Dioclétien. C'est, en effet, immédiatement après lui que ce titre apparaît dans les textes
de loi; et l'on sait, en outre, que ces changements
eurent pour effet d'ajouter beaucoup à l'importance
des fonctionnaires et dépositaires de l'autorité et à leur
ascendant sur les autres citoyens. Or, le titre d'archiâtre donné aux médecins officiels des villes ne pouvait qu'augmenter le respect et la considération qui
leur étaient accordés. Il semble résulter de tout ce que

(1) « *Medicos et maxime archiatros vel ex archiatris, grammaticos et
professores alios litterarum et doctores legum una cum uxoribus et
filiis, nec non et rebus quas in civitatibus suis possident*, ab omni
functione et ab omnibus muneribus, vel civilibus vel publicis,
immunes esse præcepimus et neque in provinciis hospites recipere,
nec ullo fungi munere... etc. » *Cod.*, lib. **X**, tit. **LIII**, 6.

nous savons sur le principat de Dioclétien que la dis-
tance qui séparait le monde officiel de la masse des
citoyens augmenta beaucoup à cette époque. Ce ne fut
pas seulement la dignité impériale qui prit des proportions beaucoup plus grandes qu'auparavant; tous les
hommes revêtus de fonctions publiques participèrent à
cet agrandissement et il est naturel de penser que les
titres accordés à ces hommes se multiplièrent d'autant
plus qu'ils leur donnaient un nouveau prestige.

Il a été dit, plus haut, que l'existence de l'archiâtrie
municipale nous est démontrée par d'autres monuments
que les textes historiques ou législatifs. Nous possédons, en effet, un certain nombre d'inscriptions qui
signalent dans plusieurs villes l'institution de médecins
archiâtres. Il nous reste à reproduire ces inscriptions
pour compléter tout ce que nous venons de dire des
médecins publics des villes.

Nº 10.

L. STAIO. L. FIL
STEL·SCRATEIO
MAN...ANO·PR.
CER·I·D·QQ.
FILIO·EQ·ROMANI
ARCHIATRI·BENEV
HIC·PRIMVS·OB·HONO
REM·CEREAL·TESSERIS
SPARSIS·IN·QVIBVS·AVRWI
ARGENTVM·AES·VESTEM
LENTIAM·CAETERAQ·POPVL
DIVISIT
L. STAIVS·RVT·MANILIVS
D. A. P. L. D.

Mommsen, Inscript. neap. 1488. — Beneventi in ædibus Capasso — Orelli, 3994. —
Wilmanns, 1859.

L(ucio) Staio, L(ucii) fil(io), Stel(latina), Scrateio Man(ili)ano,
Pr(ætori) Cer(eali) J(ure) d(icundo), q(uin)q(uennali), filio
eq(uitis) romani, archiatri Benev(entani). Hic primus ob hono-
rem cereal(itatis), tesseris sparsis, in quibus aurum, argentum,
æs, vestem Lint(e)am cæteraq(ue) popul(o) divisit. L(ucius)
Staius Rut(ilius) Manilius.....

A Lucius Staius Scrateius Manilianus, fils de Lucien, de la tribu
Stellatina, préteur Cerealis pour rendre la justice, Quinquennal,
fils d'un chevalier Romain archiâtre de Bénévent. Le premier,
en l'honneur de sa Céréalité, il distribua au peuple, par des
billets jetés au hasard, de l'or, de l'argent, de l'airain, des vête-
ments, du linge et d'autres choses. Lucius Staius Rutilius
Manilius (lui a élevé ce monument). *L'interprétation des derniers
sigles est douteuse.*

Entre plusieurs choses intéressantes que contient
cette inscription, et pour ne point sortir de notre sujet,
nous nous contenterons de signaler la désignation
expresse d'un archiâtre ou médecin municipal de la
colonie Romaine de Bénévent. Le titre donné au père
de Lucius Staius dans ce monument authentique est
la démonstration positive et la preuve certaine que les
médecins nommés par les conseils des villes étaient bien
en possession du titre d'archiâtre; et, en l'absence même
des autres arguments que nous avons précédemment déve-
loppés, cette inscription et les suivantes suffiraient
seules pour établir l'existence de l'institution des médecins publics dans les villes de province et la distinction qui leur était accordée par le titre d'archiâtre. Au
reste, la colonie de Bénévent était un centre d'activité
médicale important, et nous verrons plus loin qu'il y
existait un collége de médecins distingués.

N° 11.

```
D.        M.
C.  TETTIO
C.L.TESIAE.AR
CHIATRO · PE
RITISSIMO
ET·OBSEQVÍS
SVIS · OMNIB
VS · AMANTIS
SIMO · CVRA
ET  DOCVME
NTIS EVI. . .
NTBV. . . . .
· · · · · · · ·
```

Olivieri, Marm. Pisaur. — Marm. 64, v. p. 152. — Orelli, 4,017. — Muratori, p. 980, 4.

D(iis) m(anibus) C(aio) Tettio C(aii) L(iberto), Tesiæ, archiatro peritissimo et obsequiis suis omnibus amantissimo cura et documentis . . . . .

Aux Dieux mânes, à Caius Tettius Tesias, affranchi de Caius, archiâtre très-habile et très-cher à tous, à cause des services qu'il a rendus . . . . .

Cette inscription trouvée à Pisaure, en 1605, a été publiée par Olivieri dans son ouvrage intitulé : *Marmora Pisaurensia notis illustrata*..... *Pisauri* 1737. Elle a été reproduite depuis cette époque dans la plupart des grands recueils épigraphiques. C'est à l'occasion de ce document et dans les commentaires et les explications dont il l'accompagne, que cet auteur repousse les opinions émises par Fabretti et par d'autres savants au sujet des archiâtres, et qu'il soutient que ces derniers se distinguent des autres médecins en ce qu'ils étaient seuls honorés d'un salaire public et choisis par les Décurions des villes ; ce qui est parfaitement exact, mais ce qui ne peut s'appliquer qu'à une espèce d'archiâtre.

On voit que cette inscription est, comme la précédente, très-explicite sur l'existence et sur la qualification des archiâtres municipaux et vient à l'appui de tous les textes que nous avons cités. Malheureusement, ce monument a été mutilé de telle sorte qu'il est impossible de restituer la fin de l'inscription qui nous aurait peut-être révélé la date de sa rédaction.

N° 12.

M.   D.
A·ATIVS·CAIVS·ARCHIATER·SIBI
ET·IVLIAE·PRIMAE·CONIVGI
INCONPARABILI
V. S. F.

Corp. insc. Latin. — Berol., t. V, 87. — Polæ.

M(anibus) D(iis). A(ulus) Atius Caius archiater, sibi et Juliæ Primæ conjugi incomparabili v(otum) s(olvit) f(eliciter).

Aux Dieux mânes. L'archiâtre Aulus Atius Caius a heureusement accompli son vœu pour lui et pour son épouse incomparable Julia Prima.

Cette inscription dont la teneur est singulière et très-exceptionnelle, est pourtant authentique. Elle n'a d'ailleurs d'autre intérêt pour nous que parce qu'elle nous apporte la preuve que la ville de Pola, en Illyrie, avait, à l'exemple de beaucoup d'autres, des archiâtres municipaux. A ce titre, nous ne pouvons l'omettre dans ce chapitre

N° 13.

Γ · ΣΑΛΟΥΙΟΣ · ΑΤΤΙΚΙΑΝΟΣ
ΑΡΧΙΑΤΡΟΣ · ΠΟΛΕΩΣ · ΑΝΑΘΗΜΑ
ΘΕΩΙ · ΑΣΚΛΗΠΙΩΙ

Corp. I. G., n° 5877. — Æculani Hirpinorum, hodie Eclano, in basi marmorea, litteris pulchris.

Γάιος Σαλούϊος Ἀττικιανὸς,
ἀρχίατρος πόλεως · ἀνάθημα
θεῷ Ἀσκληπιῷ.

Caius Salvius Atticianus, archiâtre de la ville, offrande au Dieu
Esculape. •

Nous n'avons point ici, comme dans la plupart des inscriptions précédentes, un texte funéraire. Il s'agit ici d'une inscription votive et d'un acte de dévotion envers le dieu de la médecine. Mais ce qui nous importe, c'est que nous avons un nouvel exemple d'archiâtre municipal salarié et nommé par la curie de la ville d'Æculanum.

N° 14.

Η ΓΕΡΟΥΣΙΑ
ΚΥΡΟΝ · ΑΠΟΛΛΩΝΙΟΥ · ΑΡ
ΧΙΑΤΡΟΝ · ΑΡΙΣΤΟΝ · ΠΟΛΕΙ
ΤΗΝ · ΕΠΙΣΤΗΜΟΝ · ΠΡΟΣ · ΠΟΛ
ΛΟΙΣ · ΕΥΕΡΓΕΤΗΜΑΣΙΝ · ΕΙΣ
ΑΥΤΗΝ · ΑΛΕΙΨΑΝΤΑ · ΛΑΜ
ΠΡΩΣ · ΚΑΙ · ΠΟΛΥΔΑΠΑΝΩΣ
ΚΑΙ · ΑΠΟΧΑΡΙΣΑΜΕΝΟΝ · ΧΕΙΛΙΑΣ · ΑΤ
ΤΙΚΗΣ · ΤΗ · ΓΕΡΟΥΣΙΑ

Lampsaci. Spon., Miscell., p. 142, 4, exscripsi.

'Η γερουσία,
κῦρον Ἀπολλωνίου, ἀρ
χίατρον ἄριστον, πολί-
την ἐπίστημον, πρὸς πολ
λοῖς εὐεργετήμασιν εἰς
αὐτὴν ἀλείψαντα λαμ-
πρῶς καὶ πολυδαπάνως
καὶ ἀποχαρισάμενον χειλιὰς ἀτ
τικῆς τῇ γερουσίᾳ.

Le sénat (honore) Cyrus, fils d'Apollonius, archiâtre excellent, citoyen illustre, pour beaucoup de bons offices qu'il lui a rendus avec éclat et grande dépense, et pour un don de mille (drachmes) attiques fait au sénat.

Les noms de Cyrus et d'Apollonius sont assez communs parmi ceux des médecins anciens parvenus jusqu'à nous. Celui-ci avait certainement rendu de grands et nombreux services à la ville de Lampsaque dont il était archiâtre, puisque le sénat crut devoir lui donner un témoignage public de reconnaissance. Mais il semble, d'après les termes de notre inscription, que ces services n'avaient pas de rapports directs avec l'exercice de la profession médicale; et qu'ils consistaient plutôt en dons pécuniaires et en construction de monuments publics. Car il n'y a ni magnificence à déployer ni grandes dépenses à faire pour donner des soins médicaux qui sont des services personnels et n'exigent que des déplacements et des dérangements. Quelques écrivains et Daniel Leclerc, en particulier, font vivre ce Cyrus sous le règne de Tibère; mais ces écrivains n'en allèguent aucune preuve et quoique le fait ne nous semble point impossible, nous croyons cependant qu'il serait bien nécessaire de l'appuyer sur quelques solides raisons.

Voici encore deux inscriptions mentionnant des titres

d'archiâtres municipaux, sans autres indications sinon
que le premier jouissait certainement d'une haute considération à Sparte puisqu'il est qualifié de sauveur de
la ville.

N° 15.

..... ΓΗΡΟΣΤΗΣΠΟΛΕΩC
ΚΑΙ ΑΡΧΙΑΤΡΟΥ

Corp. inscrip. græc. n° 1407, t. J, p. 674. — Spartæ.

(....σωτ)ῆρος τῆς πόλεως
καὶ ἀρχιάτρου.

..... archiâtre et sauveur de la ville.

N° 16.

ΕΥΓΝΩΜΩΝ ΕΥΓΝΩΜοΝοC
ΑΡΧΙΑΤΡΟΣ ΑΠοΛΛΩΝΙ
ΑΙΓΛΗΤΗΙ ΕΥΧΗΝ

Corp. inscrip. græc., n° 2482, t. II, p. 381. — Anaphæ (1), (Sporades Doricæ) in
loco qui dicitur Hellenica.

Εὐγνώμων Εὐγνώμονος,
ἀρχίατρος. Ἀπόλλωνι
Αἰγλήτῃ εὐχήν.

Eugnomon, archiâtre, fils d'Eugnomon, accomplit un vœu à
Apollon Æglète.

Nous trouvons encore sur une monnaie d'Héraclée
d'Ionie la mention d'un archiâtre nommé Attale :

Στ Ἄτταλος ἀρχίατρος.

Ap. Mionnet, *Descr.*, vol. III, p. 138, n° 577.

A part les noms d'archiâtres municipaux que nous

(1) Hodie Namphio.

venons de reproduire d'après les inscriptions, il en
existe un certain nombre d'autres donnés par les écrivains anciens. Ainsi Photius (1), dans sa Bibliothèque,
parle d'un Théon, archiâtre d'Alexandrie, que plusieurs
ont fait vivre sous Néron, en même temps que Andromaque, dont nous avons parlé plus haut. Mais sans
vouloir nier absolument qu'il ait pu y avoir des médecins publics honorés du titre d'archiâtre dès le temps
de Néron, nous voudrions voir ce fait intéressant étayé '
plus solidement que par de simples assertions. Nous
avons apporté dans ce chapitre des preuves multiples
que des médecins publics étaient attachés aux villes dès
les temps antérieurs même à Hippocrate, mais nulle
part nous ne les avons rencontrés portant le titre d'archiâtre avant les premiers siècles de l'ère chrétienne.

Avant de terminer ce chapitre, nous devons rappro-
cher des inscriptions précédentes, celle que nous avons
reproduite ailleurs (2) où il s'agit d'un médecin militaire auquel on donne le titre de *Salarié*, *Salarario*,
de la cité de Ferentinum. Comme ce médecin, nommé
M. Ulpius Sporus, vivait à l'époque de l'empereur Trajan, nous trouvons dans ce titre de *Salarié* une raison
assez solide pour conjecturer que l'usage ne s'était
point encore établi de désigner les médecins munici-

---

(1) Photii *Myriobiblon*, CCXX, p. 563. — Ἀνεγνώσθη Θέωνος ἀρχιητροῦ
Ἀλεξανδρέως ἰατρικὸν βιβλίον ὃ ἐπιγράφει, ἄνθρωπον. — « J'ai lu un
livre de médecine de Théon, archiâtre d'Alexandrie, intitulé :
l'Homme. » — Genevæ. — Oliva Pauli Stephani, 1612. In f°.
(2) *Du service de santé militaire chez les Romains*. Paris, 1866,
ch. VIII, n° 23, pag. 81.

paux par le titre d'archiâtre. Il est donc plus que
probable que ce titre ne leur fut généralement appliqué que postérieurement au règlement promulgué par
l'empereur Antonin le Pieux et qu'il ne se généralisa
que sous Dioclétien.

CHAPITRE IV.

DES ARCHIATRES POPULAIRES A ROME ET A CONSTANTINOPLE.

Après avoir étudié dans le chapitre précédent les développements de l'institution des archiâtres municipaux dans les villes de province, nous devons maintenant examiner comment et à quelle époque furent établis les archiâtres populaires des deux villes impériales.

Quelques lecteurs s'étonneront peut-être de nous voir exposer dans des chapitres séparés nos recherches sur ces fonctionnaires qui, au premier aspect, paraissent de même ordre que les précédents et qui, en tous cas, avaient à peu près le même office à remplir. Il semble en effet tout d'abord, et nous avons nous-même partagé cette illusion, que l'un de ces deux services n'ait été que l'imitation et l'extension de l'autre, si bien qu'après avoir vu fonctionner à Rome les médecins officiels, les autres villes de l'empire auraient à leur tour voulu en établir pour leur usage. C'est en effet un préjugé assez commun et, il faut le dire, assez naturel quoique peu conforme à la vérité historique, de dire et de croire que les provinces aimaient à imiter les institutions administratives de Rome et à les importer chez elles.

Toutefois, les recherches plus profondes des érudits

et une plus exacte appréciation des faits, ainsi que les découvertes de certaines chartes accordées par les empereurs à des colonies ou municipes de l'empire, ont dû rectifier à cet égard les opinions adoptées, et ont apporté les preuves qu'il en était tout autrement (1). Il est certain que les souverains romains croyaient qu'il était de leur intérêt d'accorder aux provinces des libertés qui, selon eux, eussent été dangereuses à Rome ; et c'est un fait historique bien démontré qu'un grand nombre de municipes jouissaient d'un gouvernement local très-libre et même, d'une certaine manière, très-indépendant, sous l'autorité protectrice du gouverneur envoyé de la métropole et chargé de veiller à la sécurité publique. On trouve dans ce fait l'explication d'un autre phénomène également bien constaté, c'est celui du calme profond qui régnait, sous la surveillance de Rome, dans des provinces autrefois connues pour la turbulence de leurs habitants et pour leur amour du changement. C'était là un grand contraste avec ce qui se passait dans la capitale de l'empire où le prince avait en réalité confisqué toutes les libertés et avait concentré dans sa main tous les pouvoirs publics. C'est à l'aide de ces faits, aujourd'hui bien connus, que l'on peut comprendre comment, sous les empereurs, même les plus mauvais et les plus justement décriés, les provinces se trouvaient généralement heureuses dans leur soumission et extrêmement prospères, à cause de la tranquillité et de la sécurité qui leur étaient assurées.

(1) Voir notamment les tables de bronze trouvées à Malaga et à Osuna en Espagne. — *Corp. inscript. Latin.*, supplém., *Ephemeris epigraphica*, vol. II, fascic. 2ᵃˢ.

Il ne faut donc point s'étonner si la médecine officielle et populaire ne fut établie à Rome que longtemps après qu'elle florissait dans les provinces et qu'elle y avait été réglementée par Antonin le Pieux. Elle y fut d'ailleurs instituée sous des influences très-différentes et par suite d'un ordre d'idées tout à fait dissemblables. Nous avons en effet démontré dans le chapitre précédent, que cette coutume d'attacher officiellement des médecins au service des villes, s'est de bonne heure propagée, principalement dans les pays grecs ou dans ceux qui subissaient l'influence civilisatrice de l'hellénisme, qu'elle était déjà en pratique dans un grand nombre de villes lorsque, par suite de considérations politiques et fiscales, le gouvernement Romain jugea qu'il était nécessaire de la réglementer par un rescrit dont nous avons rapporté le texte.

Il est certain qu'à cette époque, rien de semblable n'existait à Rome ; et l'on peut affirmer que la médecine administrative était très-appréciée et très-florissante dans un grand nombre de cités de l'empire, lorsqu'à Rome l'idée même de se servir administrativement de la science des médecins pour le soulagement des malades ne venait à l'esprit de personne, et que les magistrats de tout ordre ne pouvaient songer à invoquer, au nom de l'État, le secours d'un art que beaucoup de gens tenaient encore en une certaine méfiance sous les empereurs, comme on le voit dans Pline l'Ancien (1).

La création des médecins publics dans les villes grecques, où on la voit d'abord apparaître, résultait de

_____

(1) *Hist. nat.*, liv. **XXIX**, cap. VIII.

la grande considération dont jouissait dans ces pays la
science médicale et de la confiance qu'inspiraient
généralement ceux qui la pratiquaient, ainsi que des
services évidents qu'ils rendaient. C'est par là que cette
institution se fit accepter dans presque toutes les parties de l'empire. Mais à Rome, pendant toute la période
républicaine, la médecine n'étant mise en pratique que
par des esclaves, des affranchis ou des étrangers, était
tenue dans la même considération que ceux qui l'exerçaient. L'essai fait par Archagathus, ainsi que le rapporte Pline l'Ancien, bien qu'il excita d'abord une sorte
d'enthousiasme, produisit bientôt une réaction fâcheuse
et finalement contribua encore à maintenir la médecine
et les médecins dans une condition infime et dédai-
gnée.

Il est facile, après cela, de comprendre qu'il y eut
une différence radicale dans les motifs qui firent établir
des médecins publics à Rome ou dans les provinces. Ce
fut sous l'empire de nécessités absolument dissemblables
que furent institués, d'abord et d'une part, les archiâtres
municipaux, plus tard et d'autre part, les archiâtres
populaires de Rome et de Constantinople. Tandis que
les premiers s'imposèrent d'eux-mêmes et furent engagés par les vœux spontanés des villes, les seconds furent
créés par la volonté réfléchie du prince, sur la demande
d'un préfet de la ville, et reçurent une organisation
spéciale et différente de celle des premiers. En effet,
quoique les fonctions des uns et des autres fussent analogues, cependant la constitution, le mode de recrutement, le partage d'attributions, les honneurs et les préséances, dans le collège des archiâtres populaires des

métropoles impériales, furent complétement différents de ce qu'ils étaient dans les colléges d'archiâtres provinciaux. En outre, tandis que ces derniers étaient entièrement abandonnés à la surveillance, à l'autorité et à la vigilance des conseils municipaux des villes dont ils recevaient directement leurs traitements, sans que le gouvernement central voulût s'immiscer en aucune manière dans ces détails d'administration locale (1), les premiers, au contraire, restèrent absolument sous la dépendance directe et sous l'autorité immédiate du préfet de la ville et, par conséquent, sous la main de l'empereur dont ce haut fonctionnaire était le représentant.

Enfin la mission d'enseigner la médecine et de faire des élèves était, ainsi que nous l'avons vu, une des attributions des archiâtres municipaux, tandis qu'à Rome, et plusieurs siècles avant l'institution des archiâtres populaires, il existait un enseignement médical, comme nous le dirons dans le chapitre suivant, enseignement privé et indépendant d'abord, puis approuvé et rémunéré plus tard par des ordonnances successives des empereurs Vespasien, Adrien et Alexandre Sevère.

Ces différences considérables entre deux ordres d'institution qui ont pourtant un but à peu près semblable et un objet tout à fait analogue, ne nous permettaient point de les confondre dans une même étude ; et nous avons dû nous décider à les exposer séparément dans les détails de leur organisation. Pour expliquer ces différences d'une manière un peu complète, il eût

(1) *Digest.*, lib. L, tit. IX.

été nécessaire de nous livrer à une suite de considérations qui nous auraient entraîné trop en dehors de notre
sujet. Contentons-nous de donner sommairement certaines indications propres à jeter quelque lumière sur
ce sujet.

Nous avons à peine besoin de faire remarquer combien l'importance de Rome l'emportait sur celle de
toutes les autres villes de l'empire. Elle était le siége
de la toute-puissance et la résidence du souverain qui
la concentrait en sa personne et qui ne pouvait certainement pas envisager de la même manière, ni avec le
même intérêt, ses devoirs politiques et gouvernemen-
taux envers le peuple romain et envers celui des provinces. Le premier était le vainqueur ; sa ville était
sacrée, éternelle. L'empereur, bien que maître absolu,
reconnaissait, au moins jusqu'à Dioclétien, que son
pouvoir émanait de lui et se croyait obligé de lui distribuer gratuitement des vivres ; il tenait à lui être
agréable et à feindre de se plier aux exigences de ses
plaisirs. Vivant au milieu de lui, il n'était point sans le
craindre et désirait ses applaudissements. Il était par
conséquent obligé à des mesures de précautions perpé-
tuelles. Le second était vaincu et soumis ; et quand il
n'avait pas été réduit et absolument assujetti, il conservait ses lois et ses coutumes. Le prince lui accordait
souvent des chartes très-libérales qui lui permettaient
de se gouverner dans une sorte d'indépendance rela-
tive ; et pourvu qu'il ne troublât pas l'ordre public et
qu'il ne se mît pas en rébellion contre lui, l'empereur le
laissait volontiers gérer ses propres affaires sous la surveillance et sous l'autorité des présidents qu'il établis-

sait pour le représenter chez eux. Les administrations locales purent donc conserver ou établir sans grandes difficultés toutes les institutions qui leur semblèrent utiles. C'est ainsi qu'on a vu l'empereur Antonin le Pieux ratifier et réglementer, seulement dans un but fiscal, celle des archiâtres municipaux qui existait dans beaucoup de villes de province et sans les soumettre à aucune sujétion ni relation quelconque avec le gouvernement de Rome et ses représentants (1).

A Rome, ni les lois et coutumes établies, ni les mœurs et les habitudes du peuple n'incitaient le gouvernement à s'occuper des citoyens malades. Le souci de la santé de tous et de chacun était laissé à l'initiative privée ; et nous avons montré (2) dans une autre partie de cet ouvrage comment et à quelles conditions les malades pauvres avaient la possibilité de se procurer des soins médicaux dans leurs maladies, soit en faisant partie des grandes collections d'individus voués à une entreprise quelconque, privée ou publique, soit en s'agrégeant à des associations de secours mutuels ; et c'est ainsi, par des moyens indirects, que les pauvres parvenaient à se procurer des secours médicaux en dehors de toute action administrative et gouvernementale. Rome n'était certes pas le séjour de la philanthropie ; et pourtant il fut bientôt le foyer de la charité la plus active.

Ces courtes et simples considérations peuvent faire comprendre pourquoi et comment les archiâtres popu-

(1) *Digest.*, lib. L, tit. IX.
(2) *L'assistance médicale chez les Romains*. Paris, 1869.

laires des villes impériales furent institués fort tard et
longtemps après que le christianisme fut devenu la
religion des souverains. Leur établissement fut sollicité
par un préfet de Rome du nom de Prætextatus, à qui
la ville était déjà redevable de plusieurs institutions
utiles et notamment de l'unité des poids et mesures (1).
C'est à lui en effet qu'est adressé le décret qui ordonne
que la ville éternelle soit pourvue d'archiâtres populaires. Nous trouvons ce décret au livre XIII, titre III,
loi 8° du Code Théodosien. Il est conçu dans les termes
suivants (2) :

« *Des archiâtres populaires de la ville de Rome; de*
« *leur nombre; de leurs avantages; de leur salaire; de*
« *leur remplacement.*

« Il est institué autant d'archiâtres qu'il y a de régions
« dans la ville, en exceptant ceux du Portique appelé
« Xyste et du collège des vierges vestales. Que ces mé-
« decins, sachant que des salaires annuels leur seront
« attribués et servis par le peuple, préfèrent donner

(1) Ammian. Marcell., lib. XXVII, cap. IX : « Ponderaque per
regiones instituit universas... »

(2) « DE ARCHIATRIS POPULARIBUS URBIS ROMÆ; EORUM NUMERO;
COMMODIS; MERCEDIBUS; SUBROGATIONE.

« Exceptis Porticus Xysti virginum que vestalium, quot regiones
urbis sunt, totidem constituantur archiatri. Qui scientes annonaria
sibi commoda a populi commodis, honeste obsequi tenuioribus
malint, quam turpiter servire divitibus. Quos etiam ea patimur
accipere quæ sani offerunt pro obsequiis, non ea quæ periclitantes
pro salute promittunt. Quod si huic archiatrorum numero aliquem,
aut conditio fatalis, aut aliqua fortuna decerpserit, in ejus locùm,
non patrocinio præpotentium, non gratia judicantis alius subrogetur,
sed horum omnium fideli circumspecto que dilectu qui et ipsorum
cousortio et archiatriæ ipsius dignitate et nostro judicio dignus
habeatur. De cujus nomine referri ad nòs protinus oportebit. »

« honnêtement leurs soins aux petites gens que de ser-
« vir honteusement les riches ! Nous leur permettons
« d'accepter ce que les gens bien portants leur offrent
« pour leurs soins, mais non ce que les malades en
« danger leur promettent pour les sauver. Que si une
« circonstance fatale ou quelque mauvaise fortune en-
« lève l'un d'entre eux de ce nombre des archiâtres, on
« ne devra pas lui en substituer un autre à l'aide du
« patronage d'un puissant ou de la protection du juge,
« mais par le choix fidèle et circonspect de tous les
« autres, lesquels choisiront celui qui sera digne de
« leur préférence, de la dignité d'archiâtre et de notre
« propre assentiment. Il faudra en référer immédiate-
« ment à nous au sujet de sa nomination. »

Cette Constitution impériale est de l'an 368. Avant
cette époque déjà si avancée vers le bas-empire, on ne
trouve aucun texte pouvant s'appliquer à l'établissement d'archiâtres populaires dans la ville de Rome. On
voit donc que cette institution précéda de très-peu la
création des véritables hôpitaux qui eut lieu en 380 ou
381. Il est permis d'affirmer que le décret adressé à
Prætextatus, préfet de la ville, est le premier document
administratif émanant du prince, qui prescrive officiellement aux magistrats de s'occuper des pauvres malades de Rome au point de vue médical.

Il ne faut pas oublier que les empereurs étaient de-
venus chrétiens et que, par conséquent, ils étaient
instruits dans la doctrine et dans la pratique de la charité. Ils avaient d'ailleurs été précédés dans cette voie
de bienfaisance envers les pauvres par une institution
purement religieuse créée par le pape saint Fabien.

Ce dernier en effet avait établi en l'an 234, sept diacres ayant chacun pour circonscription deux régions de la ville, et il leur avait confié la tâche de secourir les pauvres et de leur distribuer des aumônes. Plus tard, le pape saint Sylvestre avait ordonné que le quart des revenus de l'Église serait dépensé pour donner des soins aux malades et aux pauvres. Il est donc naturel de penser que ce fut à l'imitation de ces fondations purement religieuses, bien plus qu'en prenant pour modèles les établissements d'archiâtres municipaux qui existaient depuis si longtemps sans qu'on eût songé à les instituer à Rome, que fut rendu le décret dont nous venons de reproduire les termes. En tous cas, on ne trouve aucun monument, aucun texte qui autorise à croire qu'avant l'année 368 les princes se soient occupés administrativement des malades pauvres de Rome au point de vue médical, ni qu'ils aient appelé officiellement quelques médecins à leur donner des soins gratuits, moyennant un traitement accordé par l'État.

Il suit de là que l'on est en droit de considérer l'assistance officielle des malades pauvres de Rome, à l'aide des quatorze archiâtres populaires, comme une institution d'origine chrétienne, eu égard à la religion professée par les empereurs qui ont promulgué le décret d'institution et aux mesures qui avaient été prises longtemps avant par les papes et même par les apôtres, du vivant même de ces derniers, il y avait déjà des diacres chargés de porter les aumônes.

Cependant, le préfet de la ville, Prætextatus, n'était pas chrétien; c'est lui en effet qui répondait à ceux qui le pressaient d'embrasser la nouvelle religion : « Je me ferai volontiers chrétien si l'on veut me nommer évêque de Rome (1). » Mais c'était un excellent administrateur, probe, intègre et qui se faisait à la fois craindre et aimer de tous (2). Les habitants de Rome lui furent reconnaissants d'un grand nombre de mesures de police qu'il prit et qui furent d'une utilité notable ; et il ne regardait pas, pour établir des améliorations administratives, si elles étaient d'origine payenne ou chrétienne.

Ainsi qu'on peut le voir dans la constitution impériale que nous avons reproduite, ces archiâtres populaires de Rome recevaient un salaire annuel en échange duquel ils contractaient l'obligation de soigner gratuitement les pauvres de la ville, chacun dans la circonscription régionale qui lui était attribuée. Toutefois, ce devoir qu'ils avaient à remplir ne les empêchait pas de se livrer à la clientèle fructueuse des riches. Il est même hors de doute que cette position officielle devait les mettre en évidence et les recommander à l'attention et à la faveur des malades opulents, de même que cela arrive aujourd'hui pour les médecins qui donnent leurs soins aux pauvres dans nos hôpitaux. L'archiâtrie populaire était donc une fonction à la fois très-honorable et très-profitable, non point seulement à cause du traitement et des nombreuses immunités qui y étaient attachés, mais principalement à cause de la renommée

____

(1) Sʲ Hieronym., *Liber ad Pammachium contra Joannem.*

(2) « Hæc inter, Prætextatus præfecturam urbis sublimius curans, per integritatis multiplices actus et probitatis, quibus ab adolescentiæ rudimentis inclaruit, adeptus est quod raro contingit, ut cum timeretur, amorem non perderet civium. » Ammian. Marcell., *loc. supra cit.*

et des profits qu'en retiraient inévitablement ceux qui en étaient revêtus.

Les vacances dans le collége des archiâtres romains pouvaient se produire de plusieurs manières : d'abord, par la mort de l'un de ses membres ; et c'est à cela, sans nul doute, que se rapporte l'expression *conditio fatalis* du décret impérial ; ensuite par révocation ou expulsion du collége, ou par suite de maladie empêchant l'exercice de la fonction ; et c'est à des causes de ce genre que se rapporte l'expression *aliqua fortuna*. Dans toutes ces circonstances, on déclarait qu'une vacance avait lieu et qu'il fallait y pourvoir.

La manière dont se faisait le remplacement de celui qui laissait une vacance dans le collége est à remarquer. Il est expressément dit, en effet, dans le rescrit impérial, que la faveur et le crédit ne doivent peser d'aucun poids dans la nomination du successeur, mais que l'élection aura lieu à la suite d'un examen attentif et d'une délibération réfléchie et motivée entre les treize titulaires restants, afin que celui qui aura été élu, soit digne, tout à la fois, du suffrage de ses collègues, de la dignité de l'archiâtrie et du consentement du souverain.

Toutes ces conditions et ces formalités semblent très-explicites ; et il en résulte que, pour remplir une vacance dans le collége, une élection avait lieu après une mûre délibération des membres restants. A la vérité, il n'est pas dit que ce fût à la majorité simple des suffrages, mais bien par le choix de tous. Il en résulte, en outre, que le choix ainsi fait devait être soumis à l'approbation de l'empereur. Pourtant, il faut

croire que, dans la pratique, il s'éleva très-prompte-
ment des difficultés, car deux ans après la promulgation du décret d'institution, nous trouvons un nouveau
rescrit des mêmes princes stipulant de nouvelles formalités plus détaillées au sujet du remplacement des
membres qui venaient à manquer. Ce rescrit important
est adressé à Olybrius, successeur de Prætextatus dans
la préfecture de la ville de Rome. Il porte la date de
370 et on le trouve conçu dans les termes suivants :
« Si quelqu'un doit être admis aux avantages de la pro-
« motion à la place d'un archiâtre défunt, il ne doit
« pas y participer avant d'y avoir été reconnu propre
« par le jugement de sept, ou plus, des membres titu-
« laires du collège. Celui qui aura été nommé, ne sera
« pas d'abord admis au rang des premiers, mais il
« suivra un ordre tel que, les autres avançant vers les
« premiers rangs, il se trouvera être le dernier. Que ta
« sincérité leur fasse distribuer les profits des annones
« suivant leurs mérites et leur dignité et selon les dis-
« positions en vigueur » (1).

Cette constitution définit parfaitement les formalités
du recrutement des archiâtres populaires, en même
temps qu'elle démontre que les membres de ce collège

(1) « Si quis in archiatri defuncti locum est promotionis meritis
aggregandus, non ante eorum particeps fiat quam primis qui in
ordine reperientur septem vel eo amplius judicantibus idoneus
approbetur. Ita tamen ut quicumque fuerit admissus, non ad
priorum numerum statim veniat, sed eum ordinem consequatur qui,
cæteris ad priora subvectis, ultimus poterit inveniri. His que anno-
narum compendia quæ eorum sunt meritis dignitati que præstanda,
tua sinceritas juxta dispositionem prius habitam faciat ministrari. »
Cod. Theod., lib. XIII, tit. III, lex 9. — Conf. Cod. Just., lib. X,
tit. LIII, 10.

de médecins régionnaires n'étaient égaux ni par les
droits, ni par la dignité, ni même par les salaires. Il
est évident, d'après ce texte, qu'il y avait des rangs,
des grades, des préséances et différentes autres inéga-
lités entre eux. C'est manifestement en vue du respect
et du maintien des droits de chacun d'eux que ce
deuxième décret a été formulé, quoiqu'il ne se fût
écoulé que deux ans depuis la création du collége. Le
but qu'on voulut atteindre en le publiant, fut l'interprétation de quelques points restés douteux dans le
premier décret et la réglementation définitive de la
position des nouveaux élus. C'est ainsi qu'il spécifie
que la majorité de sept voix, sur les treize médecins
composant le collége, est nécessaire pour valider
l'élection d'un nouvel archiâtre, en remplacement du
défunt. C'est ainsi qu'il établit que le nouveau membre
doit prendre le dernier rang dans la hiérarchie collé-
giale et enfin que les salaires sont inégaux et probablement en rapport et en proportion avec le rang, l'an-
cienneté, les services et les titres ou dignités dont chacun de ces médecins était en possession. Or, l'on sait
que ces titres étaient multiples et que les archiâtres
étaient susceptibles d'atteindre même les plus élevés.

Malgré la précision de ses injonctions et la clarté de
ses décisions, ce décret fut pourtant bien vite violé,
grâce à la puissance sans limite des empereurs qui
nécessairement ignoraient la plupart des détails de l'administration compliquée de leur empire. En effet,
Symmaque rapporte (1) qu'un médecin de famille pa-

_____

(1) Symmachi *Epist.*, lib. X, *Ep.* XL.

tricienne, nommé Jean, ayant été nommé archiâtre de
la ville à la place d'un autre du nom d'Epictète, pré-
tendit avoir le rang élevé qu'avait occupé celui auquel
il succédait, contrairement au texte formel de la loi. Il
s'appuyait en cela sur les priviléges dont jouissait la
milice palatine dans laquelle il avait servi en qualité de
médecin, et aussi sur l'autorisation de l'empereur qu'il
avait obtenue malgré la vive opposition que cette
demande avait soulevée dans le sein du collége des
archiâtres. Ces derniers voulurent en référer à l'autorité de l'empereur. Mais on leur opposa un texte de loi
déclarant qu'il n'était pas permis de discuter une déci-
sion du souverain ; *car douter si celui que l'empereur a
choisi en est digne, c'est comme un sacrilége* (1).

Nous avons parlé dans une page précédente des
avantages que devait procurer, en dehors du traitement
annuel, la position d'archiâtre régionnaire, au point de
vue de la clientèle riche et lucrative. Nous devons dire
pour compléter ce détail professionnel, que ces médecins trouvaient encore des avantages considérables dans
les immunités et priviléges attachés à leurs fonctions.
Ils consistaient dans l'exemption de toutes charges publiques et particulières, impôts et prestations quelcon-
ques pour eux, pour leurs femmes et pour leurs enfants.
On voit qu'en somme la situation d'archiâtre populaire
de Rome était très-enviable par les avantages de toutes
sortes qui lui étaient dévolus.

L'époque tardive où fut établi le collége des ar-

_____

(1) *Cod. Just.*, lib. IX, tit. XXIX, 1. 2. — « Sacrilegii enim instar est
dubitare an is dignus sit quem elegerit imperator. »

chiâtres populaires de Rome explique pourquoi il nous
reste si peu d'inscriptions faisant mention de ces fonctionnaires. En dépouillant avec soin les recueils épigraphiques, nous n'avons trouvé qu'un seul monument
relatif à ces médecins. Il est ainsi conçu :

N° 17.

LOCVS
TIMOTHEI
ARCIATRI
ET PAVLINAE

Muratori, 960, 6. — Romæ ex Pulcinellio.

LOCVS TIMOTHEI ARCHIATRI
ET PAVLINAE

Reinesius, p. 945, 205. — In Basilica D. Pauli, via Ostiensi.

C'est-à-dire :

Lieu (de sépulture) de Timothée, archiâtre et de Paulina.

Nous croyons que ce Timothée était archiâtre de
Rome, parce que son tombeau a été trouvé dans cette
ville. Il paraît certain qu'il était frère de Théodore
Priscien, archiâtre lui aussi, comme le portent plusieurs de ses ouvrages qui nous sont restés. Seulement
il n'est point dit à quel collége ni à quel ordre d'archiâtres il était attaché. Tous les deux étaient élèves de
Vindicianus et appartenaient, ainsi que la plupart des
médecins de cette époque, à la secte méthodique (1).

_____

(1) Reinesius, *Variar. Lect.*, c. II et XVII.

CHAPITRE V.

Tous les documents historiques s'accordent pour démontrer qu'il n'y eut point d'enseignement médical proprement dit à Rome pendant la période républicaine et jusqu'à la dictature de Jules César; c'est-à-dire tant que l'exercice de la profession fut abandonné à des esclaves, à des affranchis et à des étrangers venant tous à peu près exclusivement des pays helléniques. Mais la promulgation du décret (1) par lequel le dictateur donnait le droit de cité à tous les hommes libres qui pratiquaient déjà ou qui pratiqueraient désormais la médecine à Rome changea immédiatement cet ordre de choses, et presque aussitôt une grande affluence de médecins instruits et experts dans leur art se produisit dans la capitale de l'empire. L'enseignement de la science, ainsi que le soin de former des élèves, devint une occupation commune et une source de profits et de célébrité pour la plupart des médecins qni s'y livrèrent avec ardeur et succès.

Voilà ce qu'il faut conclure de tout ce que nous

_____

(1) Sueton., *Jul. Cæsar*, cap. XLII.

disent les écrivains qui nous ont transmis les faits con-
cernant l'histoire de la médecine à la fin de la république et au commencement de l'empire. En effet, ils
ne négligent guère de nous apprendre, en parlant d'un
médecin renommé, qu'il était élève de tel ou tel maître.
C'est ainsi que nous savons que Thémison de Laodicée,
le fondateur de la secte des méthodistes, était, avec
Antonius Musa, médecin de l'empereur Auguste, et
beaucoup d'autres qu'il serait trop long de nommer ici,
élève d'Asclépiade, l'ami de Cicéron et de Pompée.

Cet enseignement fut tout d'abord purement pratique
et clinique, comme nous disons aujourd'hui ; c'est-à-
dire que le maître se faisait accompagner de ses élèves
quand il allait visiter les malades auprès desquels il
était appelé (1) ; et là, il leur apprenait, comme on le
fait encore actuellement dans nos hôpitaux, les moyens
de reconnaître les maladies par l'observation des symp-
tômes et des signes qui les caractérisent ; il leur enseignait comment ils devaient apprécier et discerner, à
l'aide de ces signes, le siége et le caractère des maladies
qu'ils avaient sous les yeux, autant que le permettait
leur connaissance très-imparfaite de l'anatomie ; et
enfin il leur indiquait les remèdes ou traitements par
lesquels il espérait pouvoir les guérir ou les sou-
lager. C'était la véritable éducation clinique de la
médecine.

(1) Martial, lib. V, Epigr. IX :

Langucbam ; sed tu comitatus protinus ad me
    Venisti centum, Symmache, discipulis.
Centum me tetigere manus aquilone gelatæ...
        Conf. Plin., Hist. natur., lib. XXIX, cap. v.

Ce mode d'enseignement a toujours été et sera toujours le meilleur pour initier les élèves à l'observation
et à l'étude des affections qui affligent l'espèce humaine.
C'est lui qui forme les vrais et bons praticiens : ils
doivent se livrer toute leur vie à cet exercice ; car c'est
par lui que s'acquiert l'expérience et l'habitude d'une
saine et judicieuse observation.

Il ne faut pas oublier que la plupart des médecins en
réputation à Rome avaient fait leurs études dans les
grandes écoles médicales de la Grèce et notamment à
Alexandrie, et que, par conséquent, ils connaissaient
les méthodes qui y étaient en usage et les doctrines
qu'on y professait. Aussi trouvèrent-ils bientôt que les
moyens d'instruction par la clinique étaient insuffisants
et qu'il devenait nécessaire de les compléter. C'est alors
qu'il se forma des sociétés, des colléges ou réunions
au moyen desquels les médecins purent s'assembler, se
connaître, disserter entre eux sur tous les sujets affé-
rents à leur art, et, en se communiquant réciproque-
ment les connaissances qu'ils avaient acquises dans leurs
voyages, dans les livres et dans les centres d'instruction qu'ils avaient fréquentés, agrandir le cercle de
leurs études et le domaine de l'enseignement qu'ils donnaient à leurs élèves, c'est-à-dire, tout à la fois, élargir
le champ de la science et diriger l'art dans des voies
nouvelles et plus sûres.

Ainsi se compléta, dans un espace de temps assez
court, un enseignement qui finit par comprendre toutes
les parties de la science médicale telles qu'elles étaient
alors connues ; en un mot on s'efforça d'imiter à Rome,
ce qui se pratiquait depuis longtemps dans les diverses

écoles helléniques dont un grand nombre d'élèves apportèrent les traditions dans la capitale du monde, attirés qu'ils y étaient par le désir d'y faire fortune ou par l'ambition d'y briller et d'y acquérir une grande renommée, ce qui ne pouvait guère désormais se faire ailleurs que dans cette grande ville, véritable centre de l'univers alors connu. Il est facile de trouver la preuve de ce mouvement scientifique médical dans les faits rapportés par Celse aux premiers chapitres de son traité de médecine, et par Pline au commencement du vingt-neuvième livre de son *Histoire naturelle.*

Toutefois, cette imitation à Rome de l'enseignement médical des écoles grecques fut toujours incomplète et, jusqu'à un certain point, inféconde. En effet, que venaient faire à Rome tous ces médecins qui y affluèrent à l'époque des premiers Césars? Y chercher ce qu'ils ne trouvaient plus dans leurs pays appauvris et asservis : les moyens de s'enrichir, d'y acquérir du crédit, des honneurs, le droit de cité et l'indépendance. Or, ce n'est pas avec de pareilles préoccupations que l'on fait avancer la science et que l'on augmente son domaine, à moins cependant qu'en proclamant des idées nouvelles on n'espère qu'elles profiteront à la fortune et à la célébrité de leur auteur. Mais c'est là une voie détour-née qui a moins servi la vraie médecine que la charla-tanerie. Il est certain que le travail désintéressé profite beaucoup plus aux progrès de toute nature que celui qui a pour but le lucre.

D'un autre côté, le génie romain ne se prêtait point à la culture de ces arts qui continuaient alors, comme par le passé, à être un attribut, pour ainsi dire, spécial aux grecs. Pline constate ce fait en le mettant sur le compte de la gravité romaine : « C'est le seul des arts « grecs, » dit-il, « que la gravité romaine ne se permet pas « encore d'exercer, malgré le grand profit qu'on en tire. « Très-peu de romains ont tenté de s'y appliquer, et « encore ont-ils aussitôt passé aux grecs. Bien plus, la « confiance n'est que pour ceux qui écrivent en grec sur « cette science, même de la part des ignorants et de « ceux qui ne savent pas cette langue (1). » Il semble donc que, malgré les priviléges de plus en plus étendus que lui accordèrent les empereurs, l'exercice de la médecine garda longtemps encore les traces de son vice d'origine et que presque aucun Romain ne fut tenté d'en faire sa profession. Il est vrai que ces priviléges dont le principal était l'acquisition du titre de citoyen romain, ne pouvaient pas exercer la même attraction sur ceux qui possédaient cet avantage, que sur les étrangers. Mais il restait pour les uns comme pour les autres, que l'exercice de la médecine était une source abondante de richesses, ce qui aurait dû exciter l'ambition de tous, car les Romains étaient loin d'être insensibles à l'amour du gain. Il faut bien croire que, comme le déclare Virgile (2), le goût aussi bien que l'aptitude manquaient aux Romains plus encore pour l'art médical que pour les autres arts.

Toutes ces considérations expliquent pourquoi l'en-

(1) « Solam hanc artium græcarum nondum exercet romana gravitas in tanto fructu; paucissimi quiritium attigere et ipsi statim ad græcos transfugæ; immo vero auctoritas aliter quam græce cam tractantibus, etiam apud imperitos expertesque linguæ, non est. » Plin., *Hist. nat.*, lib. XXIX, cap. VIII.
(2) *Eneid.*, lib. VI, v. 848.

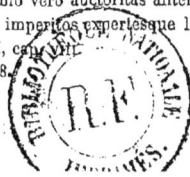

seignement de la science à Rome ne put jamais atteindre
l'éclat, la fécondité et la perfection qui l'élevèrent à un
si haut degré dans les villes grecques. Mais ce qui
reste incontestable, c'est que cet enseignement exista,
même avant le principat d'Auguste, et que la première
école qui s'y forma eut pour chef et fondateur Asclépiade. C'est de cette école que sortit la doctrine métho-
diste qui exerça pendant plusieurs siècles une très-
grande influence dans la médecine, malgré les excessives
critiques dont Galien la poursuivit. Son véritable
auteur fut Thémison de Laodicée, élève d'Asclépiade.

Plusieurs autres écoles se formèrent vers cette
époque et diverses sectes médicales se propagèrent à
l'aide des sociétés ou réunions de médecins qui s'établirent dans la ville. C'est alors qu'eurent lieu les discussions fameuses sur le pneumatisme, l'empirisme et
le dogmatisme dont Celse nous a laissé un tableau si
animé. Il est hors de doute que les endroits où se réu-
nissaient les médecins pour leurs dissertations et leurs
conférences étaient les mêmes où l'on enseignait les
lettres grecques et latines, c'est-à-dire le temple de la
Paix, les gymnases, la bibliothèque palatine et les portiques. Mais bientôt ces ressources devinrent insuffisantes
et la médecine, en se développant de plus en plus par
une loi naturelle, prit une importance assez grande
pour que ses représentants durent sentir le besoin de
se constituer en collége ou société autonome et de se
construire un édifice particulier pour leurs réunions
scientifiques. Le monument qu'ils élevèrent à cet effet
fut érigé sur le mont Esquilin et reçut le nom de
Schola medicorum, « École des médecins. »

Bien que les régionnaires qui nous restent n'en fassent pas mention, son existence ne peut en aucune manière être mise en doute. En effet, plusieurs écrivains du seizième siècle en parlent avec certitude, comme en ayant sous les yeux les ruines qui étaient encore à cette époque fort belles et assez considérables pour qu'ils aient pu en admirer des tableaux et des marbres précieux, ainsi que des statues. L'une de ces dernières qui représente une amazone, se trouve actuellement au Vatican, musée *Pio clementino*, sous le numéro 265, avec cette inscription : *Translata de schola medicorum*, « Transportée de l'école des médecins. » Nous trouvons, en outre, dans Nibby (1), qu'il existe à la villa Albani une statue de Junon dans sa niche, sur le piédestal de laquelle on voit une ancienne mosaïque représentant une école de médecins : « *una scuola di medici.* » Or, nous n'en connaissons aucune autre à Rome que celle du mont Esquilin. En tous cas, s'il en avait été construit d'autres, nous trouverions dans ce fait une démonstration de plus de tout ce que nous venons de dire. Nous savons d'ailleurs par divers historiens que des salles appelées *auditoria* furent bâties et destinées par plusieurs empereurs à l'enseignement des lettres et de la médecine (2).

Voilà donc bien démontrés, tout à la fois, et l'enseignement de la médecine à Rome et la construction d'un

_____

(1) *Descrizione della villa Albani :* « Sopra una base fregiata di un antico musaico, ov'e espressa una scuola di Medici. »

(2) Sueton., *Tiber.*, liv. XI : « Quum circa scholas et auditoria assiduus esset... » — Aurelius Victor, *De Cæsaribus*, XIV, *Ælius Hadrian.* — Lamprid., *Alexandri Severi vita*, cap. XLIV. — Galen., *De libris propriis*, cap. II.

édifice nommé *Schola medicorum*, consacré aux réunions des médecins pour l'étude, les conférences et le
professorat. Mais à quelle époque faut-il faire remonter
cette construction ? D'après toutes les considérations
qui précèdent, il n'est guère possible de la fixer plus
tard que la fin du principat d'Auguste ou le commencement de celui de Tibère, c'est-à-dire vers les premières
années de l'ère chrétienne. On sait en effet quel mouvement d'expansion la profession médicale reçut par
suite des faveurs et des priviléges dont le médecin
Antonius Musa fut l'objet de la part du premier de ces
empereurs et qui rejaillirent sur toute la corporation
déjà en possession de nombreux et importants avantages. On serait donc sérieusement autorisé par l'induction à conjecturer que la *Schola medicorum* fut
construite peu de temps après ces événements si heu-
reux pour la profession. Mais il existe un document
précieux qui change en certitude cette conjecture et
qui fixe effectivement l'époque où la *Schola* recevait
déjà ses hôtes.

Ce document publié pour la première fois par le
savant médecin Mercuriali, n'est autre qu'une inscription funéraire trouvée à Rome, ainsi que le rapporte
notre auteur dans les termes suivants : ..... « C'est par
« la même raison, je pense, que Livius Eutychus est
« appelé archiâtre dans cette inscription qui fut autre-
« fois trouvée sur une tablette avec plusieurs autres
« presque consumées de vétusté, à Rome, auprès de l'é-
« glise de Saint-Sébastien (1). » Muratori fait la remarque

(1) « ... Qua similiter ratione, Livium Eutychum archiatrum voca-
tum, credo, in hac inscriptione quæ olim in tabellula quadam una

suivante, après avoir reproduit cette inscription :
« *Nunc primum agnoscimus, ut reor, medicorum scho-*
« *lam, imperante Augusto.* » « Je pense que nous
« avons pour la première fois connaissance ici d'une
« école des médecins, existant à Rome sous le règne
« d'Auguste. » Le savant épigraphiste semble, par ces
paroles, avoir ignoré tous les faits que nous venons
d'exposer à ce sujet.

N° 18.

M. LIVIO CELSO TABVLARIO
SCHOLAE MEDICORVM
M. LIVIVS EVTYCHVS
ARCHIATROS OLL. D. $\overline{\text{II}}$
IN FR. PED. IIII.

Mercuriali, Artis gymnasticæ, lib. 1, cap. VII, et Var. lect., lib. IV, cap. I. — Orelli,
4226. — Muratori, p. 924, 15. — Gruter, p. 632, 4.

M(arco) Livio Celso, tabulario scholæ medicorum, M(arcus)
Livius Eutychus, archiatros, oll(as) d(edit) duas. In fr(onte)
ped(es) quatuor.

C'est-à-dire :

« A Marcus Livius Celsus, secrétaire de l'école des médecins,
« Marcus Livius Eutychus, archiâtre, a donné deux urnes. —
« En largeur quatre pieds. »

Mercuriali qui a publié cette inscription dans deux
ouvrages différents, nomme dans l'un l'archiâtre Marcus Julius Eutychus. Nous pensons que cette dernière

cum multis aliis vetustate pene consumptis, Romæ ad. D. Sebastia-
num reporta est. » Hieron. Mercuriali, *Variar. Lect.*, lib. IV, cap. 1,
Edit. des Iuntes, 1644.

leçon est erronée, comme l'ont également cru tous ceux
qui ont reproduit l'inscription. Mais fût-elle exacte, elle
n'infirmerait en rien les considérations que nous allons
présenter.

Ce monument est sans contredit d'une très-haute
valeur dans la question qui nous occupe et même au
point de vue de l'histoire de la médecine. Mais avant
d'en examiner la portée et d'en déduire les conséquences, nous devons dire que quelques expressions de
son texte et surtout la formule qui le termine, ont fait
naître des doutes sur son authenticité. Nous allons les
exposer et les discuter avec une complète indépendance.

Pour commencer il faut dire que d'éminents épigraphistes, comme Gruter, Muratori, Orelli et Henzen,
qui tous ont étudié et reproduit cette inscription, n'ont
exprimé aucun scrupule et n'ont manifesté aucune
hésitation, aucune incertitude sur sa légitimité. Mais le
savant Maffei, au contraire, l'a mise en suspicion et lui
a adressé les objections suivantes : « Le nom de Celse,
« l'école des médecins et les urnes avec ces indications :
« *En largeur quatre pieds*, auxquelles on n'est pas ha-
« bitué à les voir jointes, jettent quelques doutes dans
« l'esprit (1). »

Un jeune épigraphiste allemand, qui a donné des
preuves d'habileté et de savoir, s'est contenté, après
avoir reproduit l'inscription, d'ajouter cette interroga-

---

(1) « Nomen Celsi, schola medicorum, et ollæ cum statis illis : *in
fronte pedes quatuor*, cum quibus conjungi non solent, in aliquam
dubitationem adducunt. » Maffei, *Artis criticæ Lapidariæ*, lib. III,
cap. IV, col. 356.

tion : *Num genuina ?* Est-elle légitime (1)? Comme on le voit, toutes les difficultés en somme se réduisent à des doutes et non point à une négation formelle. Voyons donc s'il ne serait pas possible de faire cesser les incertitudes soulevées ici.

Tout d'abord, nous déclarons que, malgré le savoir de celui qui les présente, nous considérons comme n'ayant véritablement aucune valeur sérieuse, les deux premières objections de Maffei qui reposent sur le nom de Celse et sur la désignation de *Schola medicorum*. Sur quoi porte en effet le doute de ce savant et quelle est sa pensée sur ce rapprochement d'un nom de personne et d'un titre d'établissement scientifique ? Veut-il faire entendre que le nom de Celse, illustré par un écrivain médical du siècle d'Auguste, a pu être choisi par un faussaire pour donner du relief à l'inscription et la faire plus aisément accepter ? Mais le fabricateur du monument aurait été alors bien mal inspiré et bien maladroit, car ici le nom de Celse n'est pas donné à l'archiâtre, ce qui eût semblé tout naturel, mais bien à l'archiviste ou greffier qui pouvait très-bien n'être pas médecin, n'ayant à remplir que des fonctions de l'ordre purement administratif.

D'ailleurs le nom de Celse était très-commun à Rome, et les auteurs font mention d'un médecin illustre et chef d'école, nommé L. Apuleius Celsus, qui eut pour élèves Vectius Valens et Scribonius Largus dont les écrits sont venus jusqu'à nous et qui tous les deux vivaient précisément sous Tibère. Cet Apuleius Celsus

(1) Gustave Wilmanns, *Exempla inscript. Latin.*, n° 2,494.

se trouvait donc être par conséquent contemporain de Cornelius Celsus, le célèbre écrivain. Devant ces faits, on ne voit pas quel relief et quelle autorité ce nom pouvait apporter à l'inscription et l'objection qu'en veut tirer Maffei ne présente véritablement aucune base solide et n'a aucun appui pour se soutenir.

Quant à la *Schola medicorum*, et à son rapprochement du nom de Celse, si nous n'avions aucune autre preuve de son existence que le texte de notre inscription, nous comprendrions jusqu'à un certain point que Maffei et d'autres aient pu sentir naître quelques doutes dans leur esprit, en raison des fraudes commises dans beaucoup d'inscriptions par des épigraphistes trop fameux ; mais il n'en est point ainsi, et rien n'est mieux démontré, rien n'est plus authentique que l'existence et la longue durée de ce monument dont il restait des ruines considérables au XVI° siècle et dont nous possédons encore quelques débris. Où donc puiser les motifs de doute et de suspicion de Maffei en présence de ce fait incontestable ? Nous avouons qu'il nous est impossible de les trouver et d'attacher la moindre importance aux remarques de ce savant écrivain. N'est-il pas d'ailleurs on ne peut plus naturel et plus légitime que deux affranchis du même patron, ayant tous les deux des fonctions différentes dans le même établissement, se rencontrent ici, le survivant donnant au défunt une dernière et suprême démonstration d'amitié ?

Reste la troisième objection qui présente, il est vrai, quelque valeur en apparence et qui motive sans doute le point d'interrogation de M. Wilmanns. Il est en effet excessivement rare de trouver dans des inscriptions

parfaitement authentiques des exemples de donations
d'urnes accompagnées de la mention des dimensions
sépulcrales. Ces donations, ainsi que chacun le sait,.
étaient faites en vue de fournir un asile aux cendres
d'un ami dans un tombeau de famille, et, en général,
dans un *columbarium*. Or, comme ces sépultures communes étaient divisées en un plus ou moins grand
nombre de niches d'égale grandeur pour y déposer les
urnes, il n'était pas nécessaire d'en marquer les dimensions sur la pierre. Ces tombeaux communs ou ces
columbaria étaient le refuge, après la mort, des restes
des clients, des affranchis, et même des esclaves d'une
famille ou d'une corporation ou d'un collége. Ce n'est
pas tout à fait le cas de notre inscription. Il s'agit bien
de deux affranchis de la famille Livia, mais le tombeau
appartient à l'un d'eux, Eutychus, et c'est en vertu de
son droit de propriétaire qu'il donne deux urnes à
Celsus, son ami et son co-affranchi, probablement dans
le tombeau de sa propre famille.

Cette dernière observation diminue sensiblement la
difficulté qui demeurerait tout entière s'il s'agissait, en
effet, d'un *columbarium* à niches de grandeurs égales.
Toutefois, même dans ce dernier cas, nous nous croirions encore autorisé à repousser le doute de M. Wilmanns et à soutenir l'authenticité de notre inscription
par les raisons suivantes :

Il faut considérer d'abord que Mercuriali qui, le
premier, a publié ce document, est un auteur grave,
honnête, savant, versé dans l'étude de l'antiquité et
d'une bonne foi inattaquable. Il est impossible de lui
supposer la volonté de tromper ses lecteurs, comme

d'ailleurs il est facile de s'en convaincre par l'usage erroné qu'il fait de cette inscription sur laquelle il s'appuie pour soutenir une thèse historique fausse (1). Il est d'ailleurs très-probable qu'il l'a copiée quand il avait le marbre sous les yeux, puisqu'il dit qu'elle a été trouvée avec plusieurs autres consumées par la vétusté. Il a vécu sept ans à Rome entièrement livré aux recherches d'érudition. On ne peut donc en aucune manière le soupçonner d'avoir commis un faux, d'autant moins qu'il a publié, également le premier, plusieurs autres inscriptions qu'il déclare avoir vues et qui sont acceptées comme légitimes et authentiques par tous les épigraphistes. Toutes ces considérations nous conduisent à écarter absolument l'hypothèse de faux, c'est-à-dire d'altération volontaire, et à admettre, au contraire, la parfaite bonne foi de celui qui a publié le premier notre inscription.

Ensuite, les exemples de désignation des dimensions, au moins d'une manière générale, dans les tombeaux communs, pour être très-rares dans les recueils d'inscriptions, n'y sont cependant pas absolument inconnus, et M. Wilmanns lui-même en donne quelques modèles dans son ouvrage (2). Nous trouvons donc là déjà des raisons pour nous rassurer contre ses doutes. Puis, dans la formule même employée à la cinquième ligne de notre

_____

(1) *Variar. lect.*, lib. IV, cap. i. — Nous répétons que Mercuriali a donné deux leçons un peu différentes de cette inscription. — Dans son ouvrage sur la gymnastique, lib. I, cap. vii, il nomme l'archiâtre M LIVIVS EVTYCHVS, et dans l'autre il le nomme M. IVLIVS. — Cette dernière leçon est évidemment une erreur.

(2) Voyez notamment les nos 316, 317, 322, 326, 327, *Exempla inscrip. latinar.*, tom. I.

inscription : « *In fronte pedes IIII*, » nous pensons
qu'il y a lieu de faire une remarque importante : c'est
que une seule des deux dimensions, la largeur, y est
mentionnée. Certes un faussaire n'aurait pas manqué,
suivant les habitudes de l'épigraphie latine, de donner
les deux dimensions : largeur et hauteur, avec la formule ordinaire, comme on les trouve sur un très-grand
nombre de monuments funéraires ; car il était extrêmement important que le terrain consacré à une tombe
fût exactement délimité. Mais c'est alors que la fraude
aurait pu être supposée avec quelque vraisemblance,
puisque dans un tombeau commun, les places des
urnes sont uniformément de la même hauteur, bien
que leurs formes puissent être différentes, c'est-à-dire
que leur partie supérieure peut être arquée ou à angles
droits, tandis que leur largeur est assez souvent différente et en proportion du nombre des urnes qu'elles
contiennent. C'est ce que fait justement remarquer
M. Wilmanns (1) et ce que savent tous ceux qui ont vu
à Rome ces *columbaria*.

Il nous semble que l'on doit trouver dans cette observation un argument très-valable à l'appui de l'authenticité de notre inscription et très-propre à faire éva-
nouir tous les doutes que sa teneur exceptionnelle a pu
faire naître. Au reste, cette formule incomplète qui ne
donne qu'une des deux dimensions, bien que très-
rarement employée, se rencontre pourtant dans plu-

---

(1) « Singula columbaria partim arcuatæ partim quadratæ sunt
structuræ, neque ejusdem omnia amplitudinis ; longe pleraque enim
binas ollas continent, inveniuntur tamen et majora quæ quater-
narum et arctiora quæ singularum tantum capacia sunt. » *Ibid.*, t. I,
p. 117.

sieurs inscriptions, et M. Wilmanns lui-même en donne quelques exemples (1).

A la suite des faits et observations qui précèdent, nous nous croyons le droit de conclure que l'inscription publiée pour la première fois par Mercuriali est bien authentique et mérite toute créance ; et que les doutes exprimés par Maffei et par M. Wilmanns ne peuvent se soutenir devant les considérations que nous venons de présenter.

Cette inscription est un monument du plus haut intérêt au point de vue de l'histoire médicale à Rome. Il démontre que, à la fin du principat d'Auguste ou vers le commencement de celui de Tibère, puisque les deux personnages qui y sont nommés sont tous les deux des affranchis de la famille Livia, il existait déjà une réunion ou société de médecins bien organisée, ayant un président désigné sous le titre d'archiâtre, et un archiviste ou secrétaire. Il est probable qu'il en était de même pour ce qui concernait l'enseignement des lettres grecques et latines.

La légitimité du document épigraphique précédent reçoit aussi une précieuse confirmation d'une autre inscription dont l'authenticité est incontestable, puisque chacun peut en voir la pierre encore actuellement existante au musée Bourbon, à Naples.

Elle est ainsi conçue :

N° 19.

D̄. T. AVRELIVS M̄
TELESPHORVS SCRIBA
MEDICORVM

Marini, Atti. arv., p. 810. — Mommsen, Inscrip. regn. neapolit., n° 6847.

(1) *Exempla inscrip. latinar.*, tom. II, n°ˢ 2447,2648.

Tabula magna, literis magnis et pulchris. Extat in museo Borbo-
nico porticu dextra, e Borgianis. Reperta Romæ ad portam
Capenam, in villa Moroni.

C'est-à-dire :

Aux Dieux mânes. Titus Aurelius Telesphorus, secrétaire des
médecins.

Il est évident par le contexte même de cette inscription qu'il s'agit ici d'une réunion, collége ou société de
médecins, dont Telesphorus était secrétaire ou scribe,
car le titre de *scriba* ne s'applique jamais au secrétaire
d'un particulier, mais toujours au secrétaire d'une
administration (1). Or, il n'est fait nulle part mention
d'une société de médecins à. Rome, si ce n'est de la
Schola dont nous nous occupons. Ce n'est que beaucoup
plus tard que fut créé le collége des archiâtres populaires, comme nous l'avons vu ci-dessus. Les expressions dont se sert M. Mommsen pour caractériser l'aspect extérieur de cette inscription fait voir qu'elle est
d'une très-belle époque et peut facilement être reportée
à des temps peu éloignés de la précédente. Il est d'ailleurs tout naturel que la *Schola* ait possédé des bureaux
et des employés pour ses écritures et pour la conserva-
tion de ses archives. Ces divers employés, secrétaires,
greffiers ou archivistes étaient pris généralement dans
la classe des affranchis, comme le sont effectivement
notre Telesphorus et notre Celsus. Le titre de *Scriba*
medicorum n'aurait véritablement aucune signification

(1) « Privatorum hominum scribæ non erant. » Forcellini, *ad
verbum*, Lipsiæ, 1839. — « Nunc dicuntur scribæ quidem librarii qui
rationes publicas scribunt in tabulis. » Festus, *ad verbum*.

s'il ne s'appliquait pas à une réunion comme celle de la *Schola*.

En outre, presque toujours dans les textes de la législation romaine, lorsqu'il s'agit des professeurs qui enseignèrent plus tard officiellement la médecine, on se contente de les désigner par le seul mot : *medici, professores et medici, medicis et professoribus*.... Tout concourt donc à nous faire conclure qu'il s'agit bien ici sans doute d'un employé de la *Schola medicorum*. Ce monument épigraphique, tout à fait analogue au précédent, en corrobore l'authenticité et vient ajouter à l'importance que nous devons accorder à la *Schola medicorum*, en tant que réunion professionnelle et enseignante des médecins de Rome.

Nous ne devons pas omettre de dire ici que dès l'époque d'Auguste, il existait à Rome de nombreux lieux de réunion ou *auditoria* qui servaient de salles de conférences ou d'enseignement. Nous en avons beaucoup de témoignages dans les auteurs, et pour n'en citer que deux, nous rappellerons que Suétone ne manque pas de dire, en parlant des habitudes de Tibère, avant qu'il fût empereur, qu'il était assidu aux *scholæ* et aux *auditoria* (1). Galien de son côté parle des sollicitations de ses amis pour l'inciter à faire des démonstrations anatomiques dans quelqu'un des grands *auditoria* de Rome (2). Par conséquent, il y avait un mouvement

(1) « Quum circa scholas et auditoria professorum assiduus esset... » Suéton., *Tiber.*, cap. XI.
(2) Οἱ φίλοι παρεκάλουν με δημοσίᾳ δεῖξαι κατά τι τῶν μεγάλων ἀκουστηρίων τὴν ἀλήθειαν τῶν ὑπ' ἐμοῦ γεγραμμένων ἀνατομικῶν θεωρημάτων. Galen., *De libris propriis*, cap. 1.

d'études et d'enseignement très-actif dès les premiers temps de l'empire ; et ce mouvement ne fit que s'accroître jusqu'aux époques des grandes invasions.

Eutychus, dans notre inscription, prend le titre d'archiâtre de la *Schola ;* et c'est là un fait tout naturel pour un président de collège ou de société de médecins, puisqu'il indique immédiatement sa dignité et sa prééminence. Mais c'est le moment de rappeler les réserves expresses que nous avons faites dans les premières lignes du chapitre II de cet ouvrage, consacré aux archiâtres du palais. En effet, les noms des deux personnages de notre inscription nous reportent aux environs du commencement de l'ère chrétienne, si, comme tout porte à le croire, ils étaient tous deux affranchis de la famille Livia. La conséquence de ce fait, c'est que le premier médecin décoré du titre d'archiâtre ne fut point Andromaque, le médecin de Néron, ainsi que l'ont cru tous les auteurs qui se sont occupés de ce sujet, puisque cet empereur ne régna que dans la deuxième moitié du premier siècle. Notre document nous apprend que, avant lui, il existait des médecins archiâtres, sans que pour cela ils fussent attachés à la personne d'un empereur. Nous avions donc raison de faire nos réserves à ce sujet. En tous cas, nous étions autorisés par là à faire une classe d'archiâtres scholaires et à leur consacrer un chapitre spécial.

Bien que le mot *schola* doive s'entendre de plusieurs manières et ait diverses significations, comme celles de lieux de réunions, d'exercices, il est certain qu'il avait souvent aussi celui de lieu où l'on enseigne, où l'on étudie ; c'est-à-dire qu'il répondait dans ce cas à notre

mot français école qui en est tiré. Les lexiques de
Festus, de Pitiscus, de Forcellini ne laissent aucun
doute à cet égard. Nous avons fait voir, en commençant
ce chapitre, comment l'enseignement de la médecine
se développa à Rome, à partir du décret qui émancipa
les médecins; et ce fait si naturel est d'ailleurs démontré pleinement par les divers systèmes médicaux qui
furent imaginés et propagés dès cette époque, et dans
la suite des temps. Devant ces observations réunies, il
nous paraît difficile de contester que la *Schola* devint
le lieu où se concentra dans Rome l'enseignement
théorique de la médecine ; car l'enseignement pratique
continua de se faire au lit des malades.

Comment fut organisée cette école de médecine, de
quelle manière y professaient les maîtres et par quels
procédés chacun d'eux retenait ses élèves à son enseignement ? C'est ce qu'il est impossible de savoir dans
l'état actuel de la science. Mais ce dont on ne peut
douter, c'est que l'état n'y était pour rien et n'y inter-
venait point. Les élèves payaient leurs professeurs, de
même qu'ils le faisaient pour les autres sciences et
arts ; et les choses se passèrent ainsi jusqu'à Vespasien
qui, le premier, institua des salaires publics pour les
professeurs (1). A la vérité, l'historien ne dit pas
explicitement que les professeurs de médecine furent
compris dans le décret de cet empereur. Mais comme
dans tous les textes de la législation romaine, on ne
sépare presque jamais ces derniers des professeurs de

_____

(1) « Primus e fisco latinis græcis que rhetoribus annua centena
constituit. » Sueton., *Vespasian.*, cap. XVIII.

grammaire et de rhétorique, il n'y a aucune témérité à affirmer qu'il en fut de même en cette occasion et que les professeurs de médecine furent compris dans les ordonnances de l'empereur. Ulpien prend soin de nous apprendre ainsi que nous l'avons dit que, suivant la jurisprudence, les médecins et les professeurs de belles-lettres doivent être assimilés (1).

Les successeurs de Vespasien se montrèrent également favorables à la diffusion de l'enseignement des beaux-arts et des sciences et ils augmentèrent ces premières fondations. Ainsi Adrien consacra à l'étude et aux exercices des lettres et des sciences un établissement qui, à cause de cela, fut appelé *Atheneum* (2). De même Alexandre Sevère établit de nouveau des salaires et des écoles en faveur de ceux qui professaient la rhétorique, la grammaire, la médecine et les autres connaissances (3). Les pauvres de condition libre pouvaient y envoyer leurs enfants moyennant un salaire en nature. D'autre part, nous avons vu que les archiâtres municipaux et populaires étaient aussi chargés d'enseigner leur art. Les écoles publiques se multiplièrent donc partout ; et comme l'enseignement privé ne cessa pas pour cela de se répandre et de continuer ses leçons, il devint facile et accessible à tout le monde d'acquérir les connaissances médicales et il se forma

---

(1) « Medicorum quoque eadem causa est quæ professorum. » *Dyest.*, lib. L, tit. XIII, 1, § 1.

(2) « ... Adeo quidem ut etiam ludum ingenuarum artium, quod Atheneum vocant, institueret. » Aurelius Victor, *De Cæsaribus*, XIV.

(3) « Rhetoribus, grammaticis, medicis... salaria instituit et auditoria decrevit. » Lamprid., *Alexand. Sev.*, cap. XLIV.

R. BRIAU.   8

ainsi un corps de médecins suffisant pour répondre aux besoins de la société romaine. Il semble résulter du passage cité plus haut de Galien que cet enseignement non officiel était très-suivi et que l'on mettait à la disposition de ceux qui désiraient faire des cours ou des conférences, les salles qui servaient aux professeurs payés par l'État.

Nous avons deux inscriptions qui prouvent que l'étude de la médecine et son enseignement étaient répandus dans les provinces, en dehors des pays helléniques où elle continuait d'être florissante. La première est déposée à l'Université de Turin et signale un legs fait par Abascantus au collége des médecins de Turin parce qu'il était dévoué au culte d'Esculape et d'Hygie. Le legs consistait en un buste de l'empereur Trajan.

N° 20.

DIVO
TRAIAN

C. QVINTVS
ABASCANTVS
TEST. LEG
MEDICISTA/R
CVLTOR
ASCLEPIET
HYGIAE

Carlo Promis, Storia dell' antica Torino, p. 450, n° 209. — Maffei, mns. Veron. p. 210, 7.

Divo TRAIAN(o)

C(aius) [Quintius Abascantus Test(amento) leg(avit) medicis Taur(inensibus), cultor Asclepi(i) et Hygiæ.

C'est-à-dire :

AU DIVIN TRAJAN

Caius Quintius Abascantus, dévoué au culte d'Esculape et
d'Hygie, a laissé par testament (ce buste) aux médecins de
Turin.

La seconde, purement dédicatoire, a été trouvée à
Avenches, en Suisse, l'ancienne colonie d'Aventi-
cum.

N° 21.

NVMINIB. AVG.
ET·GENIO·COL. ·IEL.
APOLLINI·SACR.
Q. POSTVM. RYGINUS
ET·POSTVM·HERMES·LIB.
MEDICIS·ET·PROFESSORIBVS
D. S. D.

Mommsen, *Inscrip. Helvet.* n° 164. — Wilmanns, *Exempla inscrip. Latinar.*
n° 2489. — Steiner, *Codex inscrip. rom. rheni,* n° 568. — Orelli, 367.

Numinib(us) Aug(ustorum) et genio col(oniæ) Hel(vetiorum),
Apollini, sacr(um). Q(uintus) Postum(us) Hyginus et Postum(us)
Hermes, lib(erti), medicis et professoribus. D(e)s(uo) d(ederunt).

C'est-à-dire :

Consacré aux divinités des Augustes et au génie de la colonie des
Helvètes, à Apollon, les affranchis Quintus Posthumus Hyginus et Posthumus Hermes ont donné à leurs frais (ce monument) aux médecins et aux professeurs.

Il est difficile de mettre en doute que ces deux inscriptions soient consacrées à des colléges de médecins
livrés à l'enseignement de leur art. Dans la seconde
surtout, le rapprochement des médecins et des profes-

seurs est caractéristique, comme nous l'avons déjà
remarqué plus haut, et ne peut guère laisser d'incertitude dans l'esprit. Il faut remarquer aussi les noms
grecs de tous les personnages qui figurent dans ces
deux monuments. Ils prouvent une fois de plus l'origine
hellénique de presque tous les médecins exerçant dans
les différentes parties de l'empire et même dans les
villes éloignées de Rome, à moins, comme le dit Pline,
qu'ils ne grécisassent leurs noms barbares ou romains,
ce qui dut être très-rare.

Enfin nous avons une autre inscription dans laquelle
il est fait mention d'un collége de médecins à Bénévent. Nous avons déjà trouvé dans cette colonie romaine
des archiâtres municipaux et des médecins salariés par
la ville. Il semble qu'il y aurait lieu de conclure de
tous ces documents que le mouvement et l'activité pro-
fessionnels étaient très-prononcés dans ce pays qui
aurait été un vrai centre d'enseignement médical.
L'inscription dont nous parlons est testamentaire et
laisse éventuellement et à perpétuité une somme de
cent vingt-cinq deniers par an au collége des médecins.

On la trouve dans *Inscript. neap.* de Mommsen, 1504;
dans Orelli, 4132, 4433, avec correct. de Henzen.

CHAPITRE VI.

DES ARCHIATRES DU XYSTE ET DES VESTALES.

Nous avons démontré dans un travail précédent (1) que tous les établissements ayant besoin du concours et du travail d'un certain nombre d'hommes, que toutes les administrations publiques et privées, que toutes les associations, sodalités, colléges ou sociétés de secours mutuels, étaient pourvus de médecins qui avaient pour obligation de donner les secours de leur ministère à toutes les personnes faisant partie de ces réunions, à quelque titre que ce fût, dès qu'elles étaient malades ou blessées. Bien que dans les différentes catégories d'établissements où nous avons signalé la présence des médecins et leur assistance en cas de maladies ou de blessures, nous n'ayons pas mentionné les Gymnases, la simple induction permet immédiatement d'affirmer que ces lieux d'exercices devaient en être pourvus, et que là surtout l'assistance médicale devait être amplement représentée. En effet, deux motifs d'ordre différent y rendaient nécessaire l'intervention des médecins.

Le premier, c'est que quelques-uns des exercices qui

---

(1) *L'Assistance médicale chez les Romains*, Paris, 1869.

se pratiquaient dans ces lieux, devaient être dirigés et réglementés par des praticiens habiles et expérimentés pour remplir le but de leur institution, c'est-à-dire pour développer les forces, affermir la santé et former les citoyens aux conditions d'une bonne hygiène. Le second, c'est que parmi ces exercices, il y en avait qui donnaient lieu fréquemment à des accidents plus ou moins graves, tels que contusions, fractures et luxations des membres. Galien qui traite longuement ce sujet, raconte que lui-même eut à subir une luxation de l'épaule en s'exerçant dans la palestre (1). Il avait alors trente-cinq ans. Rien n'était donc plus naturel et plus utile que d'attacher des médecins au service de ces établissements où se rendaient habituellement un si grand nombre de personnes.

Mais en dehors de cette assistance médicale généralement répandue à Rome, nous avons à recueillir et à expliquer un fait singulier, au moins en apparence, qui nous est révélé par un texte très-sommaire du code Théodosien, texte unique auquel aucun autre document ne fait une allusion quelconque. Ce fait qu'il est impossible de révoquer en doute, puisqu'on le rencontre dans la contexture même d'une constitution impériale, c'est que, un médecin particulièrement attaché à cette partie du gymnase que l'on appelait Portique du Xyste, était honoré du titre d'archiâtre : « *Exceptis* PORTICUS « XYSTI *virginum que Vestalium, quot regiones urbis* « *sunt, totidem constituantur archiatri*(2). » C'est-à-dire,

_____

(1) *De articul. comment.*, lib. I, cap. LXI, tom. XVIII, pars prima ˙ Edit. Kühn.

(2) *Cod. Theod.*, lib. XIII, tit. III, lex 8ª.

« à l'exception de ceux du xyste et des vierges vestales,
sont institués autant d'archiâtres qu'il y a de régions
dans la ville. »

Il résulte des termes de ce rescrit impérial et de la
manière dont il fait mention de ces archiâtres du xyste
et des vestales, qu'ils existaient déjà lorsque l'empereur
se décida à instituer des archiâtres populaires dans la
ville de Rome. Il énonce, en effet, comme étant depuis
plus ou moins longtemps en possession du titre, les
médecins auxquels s'applique l'exception dans le même
instant auquel il prescrit de créer les autres. On ne
peut donc douter qu'il y eut des archiâtres en fonctions
dans le xyste et auprès des vestales avant qu'on en eut
créé un collège pour le service du peuple.

Qu'il y eût un service médical spécialement institué
pour cette section du gymnase que l'on désignait sous
le nom de xyste, c'est une chose qui avait certainement
sa raison d'être, car c'était là que s'accomplissaient les
exercices les plus violents et les plus propres à produire
des blessures sérieuses ainsi que d'autres accidents
graves. Il était par conséquent nécessaire d'y établir
une organisation bien entendue de premiers secours
sous la direction d'un médecin. Mais que ce médecin
ait été élevé à la dignité d'archiâtre et qu'il en ait
porté le titre, voilà ce qui, au premier abord, paraît
singulier et ce dont on ne saisit pas nettement la
raison.

Qu'était-ce, en effet, que l'endroit du gymnase appelé
xyste ? Vitruve nous l'apprend dans les termes suivants :
« Le xyste, dans son acception grecque, est un por-
« tique d'une grande étendue dans lequel les athlètes

« s'exercent pendant l'hiver (1). » Ailleurs, le même
auteur nous dit encore : « Ce portique est appelé xyste
« chez les Grecs ; et c'est là, dans une place couverte,
« que pendant la saison d'hiver les athlètes viennent
« s'exercer (2). » Ainsi c'était un lieu couvert préparé
pour les exercices pendant les mauvais temps et c'était
là que les athlètes venaient apprendre à lutter et à com-
battre. Assurément cette destination permet d'affirmer
qu'il s'y produisait de nombreux accidents, et la présence d'un médecin y était parfaitement justifiée. Mais
ce qui s'explique moins facilement, c'est que ce médecin était revêtu de la dignité d'archiâtre qui lui conférait une prééminence sur la plupart des autres médecins. Et pourtant le xyste n'était qu'une portion du
vaste établissement que l'on appelait gymnase. Pourquoi
donc attribuer un archiâtre à cette partie et non point
à l'ensemble du gymnase ?

En recueillant tous les textes qui se rapportent à ce
sujet, on remarque que cette section du gymnase avait
une importance plus grande que toutes les autres et
qu'elle était dirigée par un fonctionnaire particulier et
spécial désigné sous le nom de xystarque. Bien plus,
les inscriptions nous apprennent même qu'on y avait
institué des pontifes ou grands-prêtres : ἀρχιερεὺς τοῦ
ξυστοῦ (3). C'était donc un lieu consacré, auguste, et

---

(1) « Xystos enim, græca appellatione, est porticus ampla lati-
tudine in qua athletæ per hiberna tempora exercentur. » De archi-
tect., liv. VI, cap. vii.

(2) « Hæc autem porticus xystos apud græcos vocitatur, quod
athletæ per hiberna tempora in tectis stadiis exercentur. » Ibid.,
lib. V, cap. ii. — Conf. Pausanias, lib. VI, cap. xxiii.

(3) V. Gruter, p. 313, 10 ; p. 314, 1 ; p. 315, 10 ; p. 316, 1.

les exercices qui s'y pratiquaient avaient un caractère
religieux. Il nous semble qu'il ne faut pas chercher
ailleurs la justification du titre d'archiâtre attribué au
médecin du xyste, et que ces observations donnent une
base solide en même temps qu'une explication vraie à
la dignité dont ce personnage, comme d'ailleurs tous
les autres principaux fonctionnaires du xyste, était
revêtu. Le médecin en présence d'un xystarque et d'un
archiprêtre, ne pouvait pas être inférieur en dignité et
devait nécessairement recevoir le titre d'archiâtre. Telle
est, selon nous, la véritable explication du fait consi-
gné dans le décret de Valentinien. Elle jette une
lumière très-satisfaisante sur une exception qui, sans
cet éclaircissement, ne serait qu'une singularité inex-
plicable.

Ajoutons à ces considérations que ce portique du
xyste avait une place prééminente sur tous les autres
portiques, très-nombreux d'ailleurs, qui embellissaient
la ville de Rome et dont quelques-uns jouissaient d'une
grande célébrité. Quoique le texte que nous avons
reproduit plus haut soit unique, il résulte certainement
du rapprochement que nous en avons fait avec d'autres
textes, que les hauts dignitaires qui avaient la direction
du xyste imprimaient à ce lieu un caractère particulier
et religieux. C'est un témoignage de l'importance qu'il
avait aux yeux des romains ; et nous voyons par là en
quel respect et en quel honneur étaient tenus cet
établissement et les exercices qui s'y pratiquaient.

Les documents nous faisant défaut, nous sommes
complétement privés de renseignements sur l'archiâtre
du xyste ; et nous nous trouvons par conséquent dans

l'impossibilité de connaître les diverses circonstances de
nomination, d'attribution de fonctions et de remplacement de ce dignitaire. Nous ne pouvons donc hasarder
ici aucune conjecture plausible sur tous ces sujets,
faute de bases pour les appuyer.

En ce qui concerne les vestales, nous sommes
réduits à la même disette de documents. Toutefois, on
est moins étonné tout d'abord d'apprendre que le médecin de leur collége était qualifié d'archiâtre. En effet,
la dignité, le rang qu'obtenaient ces prêtresses dans la
société romaine, les priviléges dont elles jouissaient, le
respect qui les entourait, l'importance qui leur était
attribuée, et, par-dessus tout, la religion à laquelle elles
présidaient et qui était l'objet de la vénération univer-
selle des romains, tout se réunit pour faire comprendre
que le médecin qui était chargé de donner des soins à
leurs personnes sacrées, quand elles étaient malades,
devait participer à l'honneur et à la considération dont
jouissaient ces clientes illustres, et il paraît alors tout
naturel qu'il ait été décoré du titre enviable d'archiâtre. Aussi, bien que le texte de la constitution
Valentinienne soit le seul qui fasse une mention formelle de ce dignitaire, il est possible, en le rapprochant
de certains autres témoignages, de jeter quelques éclair-
cissements dans ce sujet obscur.

Pline le Jeune, dans une lettre adressée à Priscus,
nous apprend que, lorsqu'elles n'étaient pas très-
malades, les vestales étaient soignées dans l'*atrium* du
temple qui leur servait de demeure. Il ajoute que si la
maladie l'exigeait, les pontifes les faisaient sortir du
temple et les confiaient à la garde et aux soins de ma-

trones respectables et sûres (1). Il dit encore que ces
matrones ne pouvaient refuser ni leurs maisons ni leurs
secours à une vestale malade ; car, au besoin, les pontifes avaient le droit de leur imposer cette obligation ;
et de fait cet historien raconte que la fille de Thrascas,
Fannia, qui avait été ainsi désignée par ordre des
pontifes pour recevoir la vestale Junia tombée gra-
vement malade, avait elle-même été atteinte sérieusement par suite des fatigues et des veilles qu'avait
exigées d'elle son assidu dévouement.

On ne peut douter, puisqu'il y avait un archiâtre
attaché au collége de ces sept vierges, que ce médecin
leur donnait des soins également dans l'*atrium* du
temple et chez les personnes à qui elles étaient confiées
par ordre des pontifes pendant leurs maladies. Il est
certain que cette assistance médicale leur fut assurée
jusqu'à la fermeture définitive de leur temple. Car les
premiers empereurs chrétiens respectèrent le culte de
Vesta et laissèrent ses prêtresses remplir comme autrefois leurs fonctions religieuses et les devoirs de leur sacer-
doce avec toute la liberté des anciennes coutumes. Sans
doute leur prestige s'était bien affaibli depuis qu'une
portion considérable du sénat et du peuple romain était
devenue chrétienne. Néanmoins, il n'avait rien été
retranché des honneurs, des priviléges officiels, pas
plus que des subsides dont elles avaient joui. Toutefois,
il s'était opéré un changement important dans l'orga-

(1) « ... Assidet Juniæ virgini, sponte primum, est enim affinis,
deinde etiam ex auctoritate Pontificum. Nam virgines, quum vi
morbi atrio vestæ coguntur excedere, matronarum curæ custo-
diæque mandantur. » Plinii junioris *Epistol.*, lib. VII, Epist. xix.

nisation du collége des vestales, depuis que les princes
avaient abandonné Rome pour transporter le siége du
gouvernement impérial à Constantinople.

En effet, jusque-là ces prêtresses avaient toujours été
maintenues sous la direction et sous l'autorité des pontifes qui étaient tout à la fois leurs conseils et leurs
juges. C'est seulèment vers ces époques de troubles et
de bouleversements, et très-probablement pour des raisons politiques, qu'elles passèrent sous la juridiction et
sous la puissance du préfet de la ville. Une lettre de
Symmaque constate ce changement, parce qu'il presse
avec véhémence le préfet d'informer sur le crime d'in-
ceste qu'il prétendait avoir été commis par la vestale
Primigenia, de complicité avec Maximus (1).

Au reste, la constitution Valentinienne par laquelle
nous savons qu'il existait un archiâtre des vestales, est
adressée au préfet de Rome, Vettius Prætextatus; et il
y a tout lieu de croire qu'elle avait été provoquée et
dictée par lui. Nous avons eu occasion de dire plus
haut (2) combien ce magistrat, d'ailleurs plein de droi-
ture et d'équité, était populaire à Rome et haut placé
dans l'affection de ses administrés, à cause des services
nombreux et éminents qu'il avait rendus pendant sa
préfecture. Ammien Marcellin (3) le constate, en lui
appliquant le mot si élogieux que Cicéron adresse à
Brutus, savoir, « que bien qu'il ne fît rien en vue de
« plaire, cependant il sut se rendre agréable à tout le

---

(1) Symmachi *Epistol.*, lib. IX, Epist. cxviii et cxix.
(2) Voyez ci-dessus, chap. iv.
(3) Lib. XXVII, cap. ix, ad finem.

« monde (1). » Son administration fut en effet marquée
par des améliorations qui portèrent sur une foule de
détails importants.

Il eut un soin particulier des édifices religieux et il
fut spécialement l'objet de l'estime et de la considération des vestales auxquelles d'ailleurs il était lui-même
très-dévoué. Aussi ces prêtresses, contrairement à tous
les usages, lui érigèrent-elles une statue. En cela, elles
ne furent pas approuvées par tout le monde. Symmaque (2) notamment, qui rapporte ce fait, le blâme
formellement comme étant contraire à la décence et à
la réserve que ces vierges prêtresses devaient conserver
vis-à-vis des hommes. Ce monument et l'inscription
qu'il porte sont parvenus jusqu'à nous. Juste Lipse a
reproduit l'un et l'autre dans son traité des vestales (3),
et l'inscription seule a été publiée dans le recueil de
Gruter (4).

Nous avons le droit de tirer de toutes ces circonstances la conclusion que le collége des vestales était
réellement tombé sous l'autorité des préfets de la ville,
et que par conséquent leur caractère religieux et sacré
avait subi quelques altérations. Cependant, jusqu'à la
fin du principat du premier Valentinien, les vestales
conservèrent tous les avantages que leur assuraient les
lois anciennes. Prætextatus qui était leur protecteur
avait aussi été pontife de Vesta, ainsi que nous l'ap-

(1) « Itaque efficis ut quum gratiæ causa nihil facias, omnia
tamen sint grata quæ facis. » Cicer., *ad M. Brutum, Orator*, cap. x.
(2) Lib. II, Epist. xxxvi.
(3) *In Grævii Thesauro*, tom. V.
(4) Pag. 310, 1.

prend une inscription qui lui est consacrée et qui fait
l'énumération des honneurs dont il fut revêtu et des
magistratures qu'il eut à gérer (1). Mais le culte de
Vesta touchait à sa fin, comme celui de tous les autres
dieux du paganisme romain, et le collége de ses vierges
devait bientôt s'engloutir dans le naufrage commun
pour laisser la place libre au seul Dieu des chrétiens.

Nous ignorons absolument l'époque où la dignité
d'archiâtre fut conférée aux médecins du xyste et du
collége des vestales. Aucun document actuellement
connu ne peut nous permettre de la fixer même approxi-
mativement. Il est toutefois permis de conjecturer
sans témérité que ce fut vers le temps de Constantin le
Grand. Le motif de cette conjecture, c'est que, à partir
de Dioclétien, ce titre se répandit et fut généralement
appliqué aux médecins qui étaient élevés en dignité ou
chargés de services publics, soit qu'ils approchassent
de la personne sacrée des empereurs, soit qu'ils fussent
attachés à celles qui représentaient la majesté des
dieux, soit enfin qu'ils fussent choisis pour exercer des
fonctions publiques, par leurs propres collègues ou par
les magistrats des villes.

Si le lecteur a suivi avec attention le développement
des faits relatifs à l'archiâtrie, tels que nous venons de
les exposer, il doit maintenant pouvoir se rendre
compte du caractère général que comportait le titre

(1) Gruter, p. 1,102, 2; Orelli, 2,354; Wilmanns, 1,236.

donné à différentes catégories de médecins, sans relations précises et déterminées les unes avec les autres.
Ce caractère, c'est qu'ils étaient tous nommés par des
corps constitués ou selon un mode établi par le gouvernement impérial ; c'est-à-dire qu'ils avaient tous une
empreinte officielle et des fonctions commandées et
obligatoires : ils étaient médecins fonctionnaires. Toutefois, le titre d'archiâtre n'indiquait point par lui-même
une attribution définie, bien qu'il fût inséparable des
devoirs publics confiés à celui qui le portait. Il n'était
en réalité qu'une marque d'honneur qui désignait le
médecin fonctionnaire à la considération et au respect
de tous. Aussi chaque archiâtre, lorsqu'il était privé de
sa charge, ne manquait-il point de s'autoriser de se
services passés pour en prolonger les avantages honorifiques et autres en prenant le titre de ex-archiâtre.
C'était encore une prérogative importante ; car aucun
médecin ordinaire et sans fonctions n'eût été admis à
prendre ce titre et à s'en décorer indûment.

La dignité d'archiâtre montrait donc que celui à qui
elle était conférée, avait un caractère public et officiel ;
et, à cause de cela, l'archiâtre possédait une prééminence réelle et effective sur tous les autres médecins.
Cette prééminence n'était pas seulement honorifique et
de préséance, elle était en outre administrative, puisqu'elle investissait l'archiâtre, exclusivement à tous
autres, d'attributions importantes dans la cité. Quelques-
unes des fonctions dévolues à l'archiâtrie avaient
même, comme nous l'avons vu, un côté pour ainsi dire
religieux, ou du moins certains archiâtres avaient pour
charge spéciale de donner leurs soins à des personnes

ou dans des lieux consacrés par la religion ; de sorte
que, sous ce rapport, le titre d'archiâtre donnait à
celui qui le portait un caractère particulièrement élevé
et éminent.

On voit que l'archiâtrie n'était point une institution cohérente et unitaire, ni une administration
particulière et spéciale. Elle se composait de catégories de médecins qui n'avaient point de relations les
unes avec les autres et qui n'avaient de commun que
la profession médicale, laquelle entraînait comme conséquence inévitable la communauté du titre. C'est ainsi
qu'elle comprenait toute la série des médecins fonctionnaires et toute la médecine officielle de l'empire
romain. Il faut pourtant en excepter la médecine militaire qui ne conférait point la dignité d'archiâtre, sans
doute parce que la médiocrité du rang que les médecins
occupaient dans l'armée ne le permettait pas, et que
d'ailleurs les médecins militaires étaient tous égaux en
grade. Nous avons démontré autre part (1) qu'ils étaient
tous sous-officiers ou du moins qu'ils avaient tous un
rang équivalent à celui de ces derniers.

Nous avons vu que la médecine n'avait commencé à
entretenir des rapports officiels avec l'administration
générale que dans les commencements de l'empire, et
que ces rapports s'établirent d'abord avec les armées
permanentes et l'administration militaire. L'extension
si rapide et si considérable que la profession médicale
prit à cette époque par l'initiative du gouvernement,
répondait à des besoins d'autant plus impérieux que

(1) *Du service de santé militaire chez les Romains.* — Paris, 1866.

ces besoins n'avaient reçu jusque-là aucune satisfac-
tion. Sous ce rapport, les ordonnances des princes
devancèrent beaucoup les mœurs; car le discrédit qui
pesa sur les médecins pendant la durée de la république libre était plus puissant que le besoin qu'on
avait de leurs services. Le génie de l'homme d'État con-
siste souvent à devancer son époque en prenant des
mesures d'utilité et d'intérêt général, mais qui ne sont
point encore conformes aux mœurs, ni réclamées par
ce que nous appelons aujourd'hui l'opinion publique.

L'émancipation des médecins par le décret de Jules
César fut une de ces mesures nécessaires. Si peu remarqué qu'ait été ce décret par les historiens, puisqu'un
seul en a parlé, il n'en porte pas moins certainement
l'empreinte profonde du génie de l'homme d'État qui
l'a rendu ; et aucun autre acte public peut-être n'a eu
une plus grande influence sur la civilisation; car il
émancipait en même temps les professeurs de belles-
lettres. Il est, croyons-nous, le seul acte souverain
qui ait gratifié d'emblée toute une corporation du droit
de cité romaine. L'expérience prouva que le dictateur
ne s'était pas trompé. Cet acte eut pour conséquence
l'établissement des rapports entre l'État et la médecine ; il en résulta l'institution de la médecine officielle
ou de l'archiâtrie qui fut un grand bienfait et qui remé-
dia à des vices essentiels dans l'organisation de la
société romaine. Il fut un progrès considérable au
point de vue de la civilisation et remit à leur place bien
des choses qui en étaient détournées par suite de pré-
jugés extrêmement enracinés. En effet, le mépris et le
dédain dont cette société enveloppa les médecins pen-

R. BRIAU.   9

dant la période républicaine ne s'attaquait pas à la science elle-même, mais bien à ceux qui la pratiquaient. Si la constitution et les mœurs de cette société avaient pu rendre possible que la médecine fût exercée par des citoyens Romains et non par des esclaves, des affranchis et des étrangers, on ne peut douter que dès les premiers temps de la république, il se serait établi une médecine administrative. L'exemple des autres pays est là pour le démontrer, aussi bien que ce qui se passa lors de la proclamation du décret de Jules César. En effet, à partir de ce moment, les médecins et les professeurs de belles-lettres compris dans ce décret se multiplièrent et popularisèrent les sciences et les lettres, aussi furent-ils désormais entourés de considération et d'éclat. Il resta pourtant encore des médecins et des professeurs esclaves qui empêchèrent le préjugé de mourir subitement. Mais ce préjugé demeura un fait sans importance et n'empêcha aucune des conséquences sociales du décret.

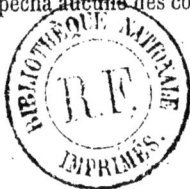

FIN.

TABLE DES MATIÈRES.

ANGERS, IMP. P. LACHÈSE, BELLEUVRE ET DOLBEAU.